Daniel Dulanto Domenack

MANIPULACIÓN INSTRUMENTAL CON HANDS PRO EN EL DEPORTE

Daniel Dulanto Domenack

MANIPULACIÓN INSTRUMENTAL CON HANDS PRO EN EL DEPORTE

Optimización del tratamiento y protección de las manos del terapeuta

Editorial Académica Española

Cover image: www.ingimage.com

Publisher:
Editorial Académica Española
is a trademark of
Dodo Books Indian Ocean Ltd. and OmniScriptum S.R.L publishing group

120 High Road, East Finchley, London, N2 9ED, United Kingdom
Str. Armeneasca 28/1, office 1, Chisinau MD-2012, Republic of Moldova, Europe
Printed at: see last page
ISBN: 978-3-8465-7004-3

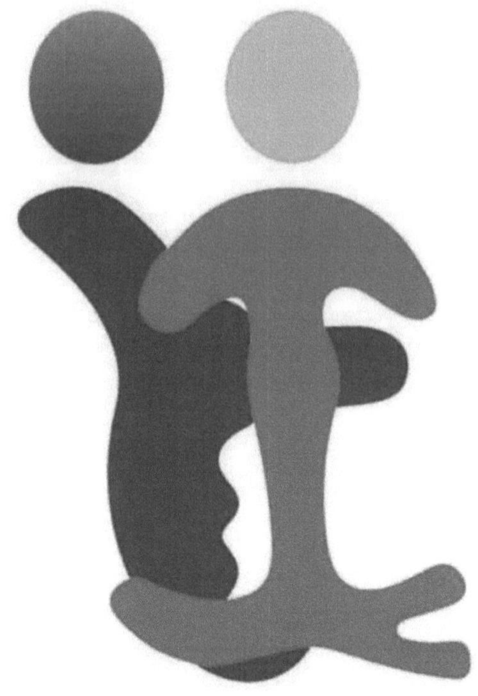

https://www.facebook.com/profile.php?id=100063567116762&mibextid=ZbWKwL

https://www.facebook.com/handsprophysiotherapytools?mibextid=ZbWKwL

https://www.instagram.com/fisiosportbalance?igsh=MXlyMmY4ZHZrbTF0YQ==

danieldul@hotmail.com

Dedicatoria

A Dios, a mi querida familia y a todos los fisioterapeutas de Latinoamérica y del mundo, cuya dedicación y compromiso en el ámbito de la rehabilitación y el rendimiento deportivo son fundamentales para la mejora continua de la salud y el bienestar de los atletas. Este libro, Manipulación Instrumental Con Hands Pro En El Deporte, es un tributo a su incansable labor, que integra ciencia y práctica para optimizar el desempeño físico y la recuperación, promoviendo un enfoque holístico y basado en evidencias. Que este conocimiento potencie aún más su capacidad para transformar vidas a través del movimiento.

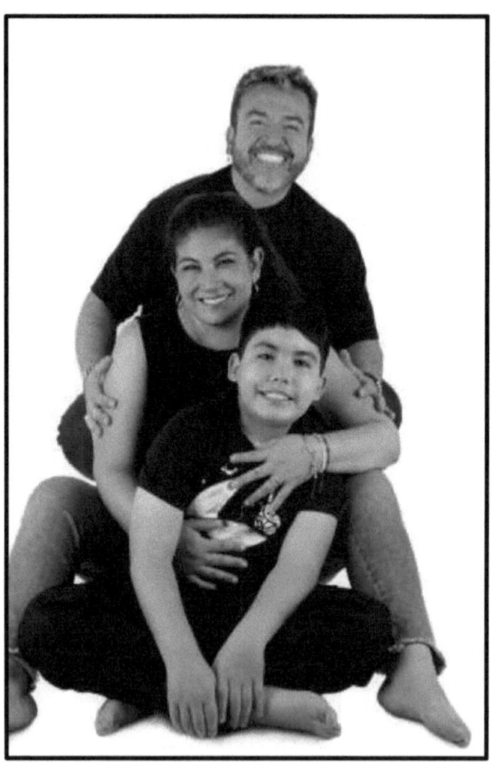

Agradecimientos

Quiero expresar mi más sincero agradecimiento a mis colegas, cuyo apoyo incondicional y valiosos aportes han sido fundamentales en la elaboración de este libro. Desde el inicio, su disposición para compartir conocimientos y perspectivas, considerando las particularidades clínicas y fisioterapéuticas de cada región y continente, ha enriquecido profundamente este proyecto.

Gracias a cada uno de ustedes por su experticia, que han permitido abordar de manera integral los desafíos y oportunidades en el campo de la manipulación instrumental. Su compromiso con la excelencia en la práctica fisioterapéutica ha sido una fuente de inspiración constante. Juntos, hemos podido crear un recurso que refleje la diversidad y la riqueza de nuestras experiencias.

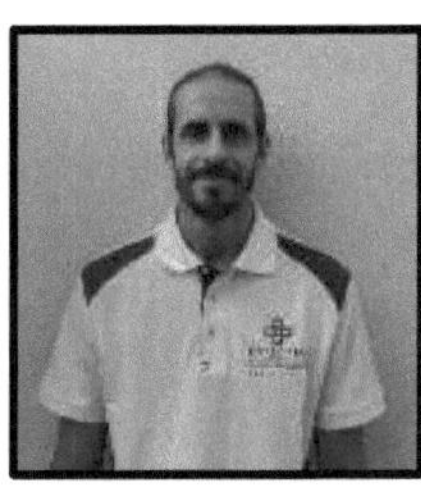

Dr. Christian Villella - Italia
PT DO PhD BSC
Profesor de Hands Pro para Europa
Uni. Prof. and Researcher for Manual Therapy and Pediatric Osteopathy
Animal Osteopath
Creator of Fascial Floss
President of the Italian Osteopathy Professional Association.

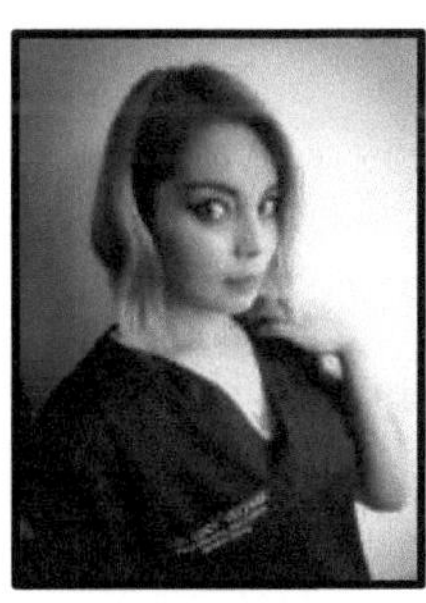

Lic. Lucy Elva Veyzaga Morales – Bolivia
Profesora de Hands Pro para Bolivia
Fisioterapeuta - kinesióloga
Fisioterapeuta Caja Nacional de Salud Oruro-Bolivia
Docente universitaria UDABOL Oruro
Especialista en Neuro kinesiología
Especialista en Fisioterapia Invasiva y terapia manual músculo esquelética
Fisioterapeuta neurológica pediátrica
Fisioterapeuta neonatal.

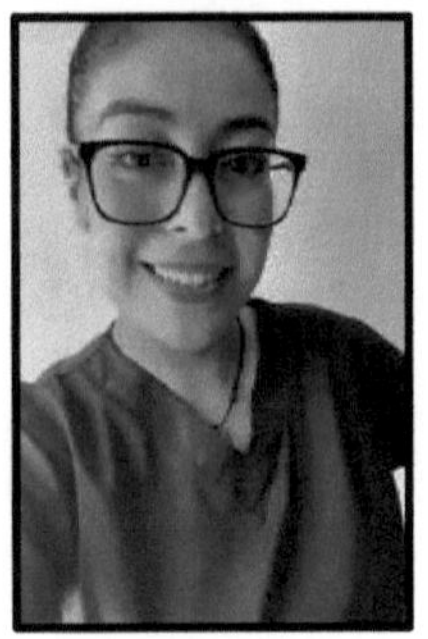

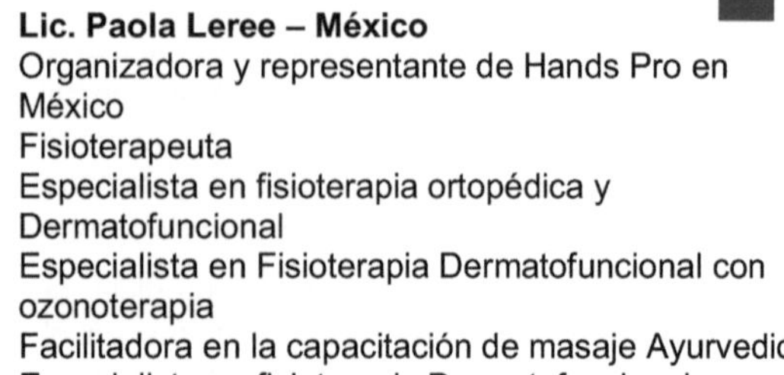

Lic. Paola Leree – México
Organizadora y representante de Hands Pro en México
Fisioterapeuta
Especialista en fisioterapia ortopédica y Dermatofuncional
Especialista en Fisioterapia Dermatofuncional con ozonoterapia
Facilitadora en la capacitación de masaje Ayurvedico.
Especialista en fisioterapia Dermatofuncional en tratamientos estéticos de la piel.

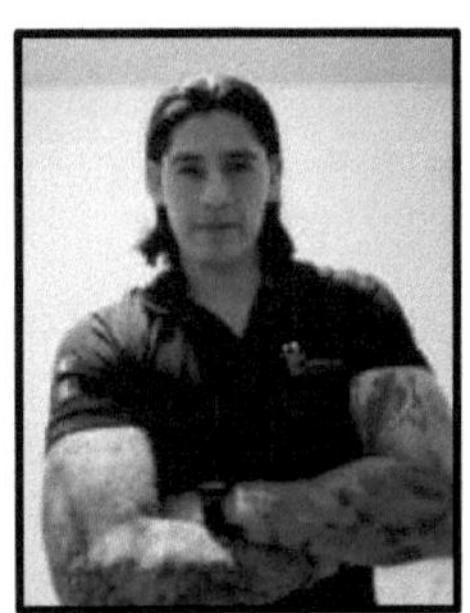

LFT. MTO Juan Gali Ramírez – México
Profesor de Hands Pro en México y Centro América
Profesor certificado nacional, internacional Hands pro
Especialista en terapia manual global
Certificación técnica y abordaje en fisioterapia invasiva
Certificado en fisioterapia ortopédica
Certificado en fisioterapia deportiva
Certificado en entrenamiento funcional
Conferencista en universidades
Coordinador de tesis.

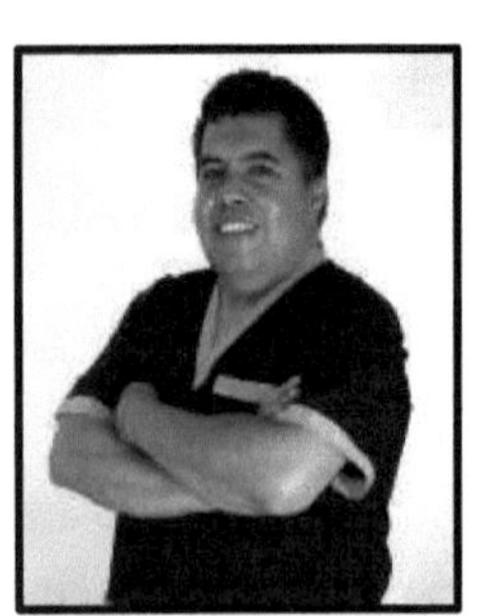

Ramón Luis Hernández Miranda - México
Maestría en Medicina Física y Rehabilitación
Director Corporativo ICAS
Certificador Internacional de Vendaje Neuromuscular por la NITA
Manager Profesional de boxeadores del WBC
Especialista en ejercicio terapéutico y entrenamiento propioceptivo
Certificador oficial de entrenamiento terapéutico isoinercial
Diseñador de los protocolos de atención en pacientes del área de rehabilitación física con máquinas isoinerciales.

Índice

INTRODUCCIÓN

Fisioterapia Instrumental

La fisioterapia instrumental tiene sus raíces alrededor de 1945, lo que indica que es una técnica con una trayectoria considerable. Inicialmente, esta especialidad se centraba en aplicar técnicas destinadas exclusivamente a mejorar las condiciones de los pacientes. Sin embargo, con el tiempo, se comenzó a evolucionar y a incorporar nuevas metodologías, ampliando el enfoque no solo en la mejora del estado del paciente, sino también en el bienestar y la eficiencia del profesional de la fisioterapia. En la última década, se ha observado un resurgimiento en el interés por el uso de herramientas específicas para el tratamiento de tejidos blandos. Este renovado interés ha estado acompañado de investigaciones recientes que han establecido pautas sobre los tamaños y grosores óptimos de estas herramientas. Con base en estos hallazgos, se ha desarrollado un enfoque innovador en el campo de la fisioterapia instrumental. Este nuevo enfoque no solo ha dado lugar al diseño avanzado de herramientas, sino que también ha introducido un concepto revolucionario: la manipulación instrumental.

La Manipulación Instrumental

Surge como una respuesta necesaria para optimizar la labor de los fisioterapeutas en el tratamiento de sus pacientes. Con base en estudios recientes sobre trastornos musculo esqueléticos, se ha revelado una preocupante incidencia de problemas en las articulaciones de las manos de estos profesionales, lo que subraya la urgencia de desarrollar nuevas herramientas que alivien este tipo de tensiones. La Manipulación Instrumental, por lo tanto, se convierte en un método esencialmente vinculado con la creación de Hands Pro, un innovador conjunto de herramientas diseñado específicamente para fisioterapeutas. Este concepto pionero permite la manipulación precisa de los tejidos blandos, ofreciendo una solución práctica y efectiva para preservar la salud de las manos del terapeuta mientras proporciona un tratamiento más eficaz a los pacientes.

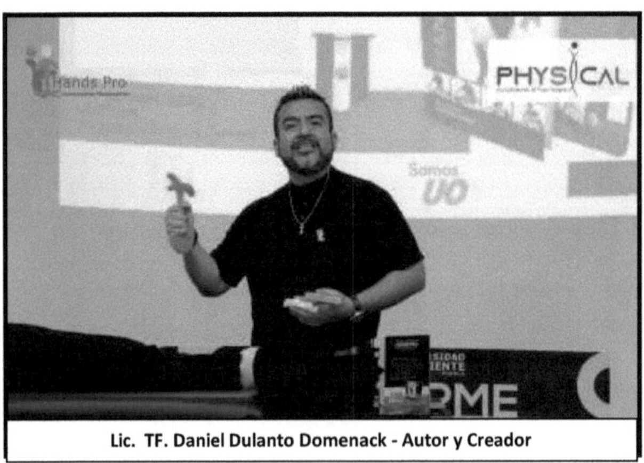

Lic. TF. Daniel Dulanto Domenack - Autor y Creador

CAPÍTULO 1
LA MANIPULACIÓN INSTRUMENTAL

La manipulación de tejidos a través de las herramientas de Hands Pro se enfoca en restaurar una disfunción neurofisiológica en el sistema músculo esquelético, empleando una técnica precisa y hábil que permite intervenir en los tejidos blandos afectados. Esta metodología tiene como objetivo reequilibrar y armonizar los tejidos blandos, entendidos como parte integral del sistema de tensegridad que sostiene el funcionamiento del cuerpo humano. Al restablecer el equilibrio, se busca que la persona recupere su funcionalidad óptima, permitiéndole reincorporarse a sus actividades cotidianas con plena capacidad, libre de dolor y con una movilidad y funcionalidad mejoradas.

Esta técnica surge en respuesta a la necesidad de mejorar las condiciones de trabajo del fisioterapeuta, aliviando la sobrecarga muscular y manual que conlleva la práctica tradicional. Con Hands Pro, se reduce significativamente el esfuerzo físico requerido por el profesional, permitiendo una intervención más eficiente y menos agotadora en la manipulación de los tejidos blandos, lo que no solo beneficia al paciente, sino también protege la salud del fisioterapeuta.

Sobre Que Tejidos Trabaja La Manipulación Instrumental

La Manipulación Instrumental se enfoca en la movilización precisa de varios componentes fundamentales del cuerpo humano, tales como:

- Músculos
- Ligamentos
- Fascia
- Tendones

Este enfoque terapéutico se basa en una serie de técnicas específicas que se abordarán y explicarán detalladamente en los capítulos siguientes. El propósito central de estas técnicas es optimizar la condición del tejido que está siendo tratado, promoviendo su recuperación y funcionalidad. Al mismo tiempo, se busca asegurar que el fisioterapeuta pueda realizar estas manipulaciones de manera segura y eficiente, sin poner en riesgo su propia salud física. Así, se logra un equilibrio entre el cuidado efectivo del paciente y la preservación de las capacidades y bienestar del profesional, permitiendo un tratamiento más sostenible y menos exigente a nivel físico para quienes lo aplican.

¿Cómo Funciona la Manipulación Instrumental?

La Manipulación Instrumental con Hands Pro se centra en tratar los tejidos que han sufrido algún tipo de lesión. Cuando un tejido es dañado, experimenta una serie de cambios internos que se manifiestan externamente en forma de inflamación, dolor y una marcada pérdida de movilidad. Estos síntomas son indicativos de un proceso más profundo y complejo que ocurre en el interior del cuerpo.

Cuando se produce una lesión, el tejido afectado entra en un estado de inflamación, un proceso natural del cuerpo para reparar el daño. Sin embargo, durante esta fase, pueden surgir complicaciones, como la proliferación de nuevas células que, en algunos casos, pueden llevar a la formación de fibrosis y tejido cicatricial en el área dañada. Según estudios, como el de Kim (2017), la lesión desencadena un aumento en la producción de citoquinas proinflamatorias y otros mediadores que afectan tanto al área lesionada como a los tejidos circundantes. Este incremento provoca una sensibilización periférica de los nociceptores, las terminaciones nerviosas responsables de detectar el dolor, intensificando la percepción del dolor en la persona.

La fibrosis, que se caracteriza por la acumulación excesiva de colágeno dentro y entre las células y tejidos, es una de las consecuencias más comunes de la inflamación prolongada. Esta acumulación provoca una rigidez en los tejidos, limitando su capacidad de moverse con libertad y elasticidad. Como resultado, los tejidos se vuelven más propensos a sufrir lesiones adicionales por estiramiento, lo que a su vez perpetúa el ciclo de dolor y disfunción.

La Manipulación Instrumental con Hands Pro tiene como objetivo intervenir en este ciclo, utilizando técnicas especializadas para movilizar y tratar los tejidos lesionados. Al abordar directamente las áreas afectadas, se busca reducir la inflamación, prevenir la formación excesiva de tejido cicatricial, y restaurar la movilidad y funcionalidad del tejido. Esto no solo ayuda a aliviar el dolor, sino que también mejora la capacidad del paciente para moverse y realizar actividades diarias sin restricciones.

El Dolor

El dolor es una experiencia compleja que involucra diversas alteraciones en el sistema nervioso, comenzando con cambios en los neurotransmisores. En condiciones de dolor crónico o lesión, se observa un incremento en los niveles de sustancias como la sustancia P, los péptidos relacionados con la calcitonina y el receptor N-metil-D-aspartato (NMDA). Estas sustancias químicas se encuentran en niveles elevados en los tendones, en los ganglios de las raíces dorsales de los nervios espinales, y en las astas dorsales de la médula espinal, lo que contribuye a la transmisión y amplificación del dolor.

Los factores neurosensoriales y neuroinmunes juegan un papel crucial en la generación y mantenimiento del dolor. La hipersensibilidad, que es una respuesta exagerada a estímulos normalmente no dolorosos, se relaciona con un aumento en los niveles de neurotransmisores, mediadores inflamatorios y citoquinas. Estos elementos facilitan la sensibilización de los nociceptores periféricos, que son las terminaciones nerviosas encargadas de detectar el dolor. A su vez, esta sensibilización puede llevar a una amplificación central del dolor, es decir, una intensificación de la percepción del dolor en el sistema nervioso central, incluso en ausencia de estímulos adicionales.

Además, estas alteraciones en el sistema neurosensorial pueden provocar hiposensibilidad en ciertas áreas, donde el dolor se percibe con menos intensidad debido a la compresión de los nervios. Esta compresión es frecuentemente el resultado de la fibrosis, un proceso en el cual el tejido cicatricial se forma alrededor de los nervios, limitando su función normal y contribuyendo a una sensación alterada del dolor.

En resumen, el dolor no es solo una señal de que algo anda mal en el cuerpo; es el resultado de un complejo conjunto de cambios a nivel molecular y celular que afectan tanto la percepción como la transmisión de las señales dolorosas. Entender estos mecanismos es esencial para desarrollar tratamientos que no solo alivien el dolor, sino que también aborden sus causas subyacentes.

Ventajas de la Manipulación Instrumental

La Manipulación Instrumental ofrece una variedad de beneficios tanto para el paciente como para el profesional que la realiza. A continuación, se detallan estos beneficios, destacando cómo esta técnica puede mejorar significativamente los resultados clínicos y la práctica terapéutica.

1. Beneficios para el Paciente:

a. Resultados a Corto Plazo: Los pacientes suelen experimentar mejoras notables en un período de tiempo relativamente breve, lo que permite una recuperación más rápida y efectiva.

b. Resultados con Menos Esfuerzo: La técnica requiere menos esfuerzo por parte del paciente para lograr los mismos o mejores resultados en comparación con otros métodos terapéuticos.

c. Alivio del Dolor: Uno de los beneficios más inmediatos es la reducción del dolor. La manipulación instrumental actúa directamente sobre las áreas afectadas, aliviando la incomodidad y promoviendo una sensación de bienestar.

d. Mejora en la Calidad del Tejido: Esta técnica contribuye a la regeneración y fortalecimiento del tejido trabajado, mejorando su calidad y funcionalidad a largo plazo.

e. Mejor Oxigenación: Al trabajar los tejidos de manera eficiente, se facilita una mejor oxigenación de las células, lo que es crucial para la recuperación y mantenimiento de la salud del tejido.

f. Mejor Circulación: La manipulación instrumental promueve un flujo sanguíneo más eficiente, lo que ayuda a nutrir los tejidos y a eliminar toxinas, acelerando el proceso de curación.

g. Mayor Flexibilidad: El tratamiento ayuda a flexibilizar los tejidos, lo que reduce la rigidez y mejora la movilidad general del cuerpo.

h. Mejora en los Rangos de Movimiento: Como resultado del tratamiento, los pacientes suelen experimentar una ampliación en sus rangos de movimiento, permitiéndoles realizar actividades cotidianas con mayor facilidad y sin dolor.

2. Beneficios para el Profesional:

Los beneficios para el fisioterapeuta que utiliza la Manipulación Instrumental son igualmente significativos y se dividen en cuatro áreas principales:

a. Ventaja Anatómica: Las herramientas están diseñadas para adaptarse a la anatomía del cuerpo humano, permitiendo una manipulación más precisa y efectiva de los tejidos.

b. Confort: El diseño ergonómico de las herramientas Hands Pro asegura que el fisioterapeuta pueda trabajar de manera cómoda, reduciendo la fatiga y el riesgo de lesiones propias durante las sesiones de tratamiento.

c. Diseño: Las herramientas están concebidas para facilitar el trabajo del profesional, permitiendo un acceso óptimo a las áreas que necesitan ser tratadas, sin comprometer la postura o la salud del terapeuta.

d. Ventaja Mecánica: La manipulación instrumental permite al profesional aplicar la fuerza necesaria con mayor precisión y menos esfuerzo físico, lo que mejora la eficiencia del tratamiento y prolonga la carrera del fisioterapeuta al reducir el desgaste corporal.

En resumen, la Manipulación Instrumental no solo ofrece resultados terapéuticos superiores para el paciente, sino que también proporciona al profesional una herramienta efectiva y segura que mejora su práctica diaria y su bienestar general.

Sinopsis Ampliada

La Manipulación Instrumental emerge como una propuesta innovadora dentro del campo de la fisioterapia, con el objetivo central de optimizar el tratamiento de las condiciones neuromusculoesqueléticas que afectan los tejidos blandos. Esta técnica se centra en la recuperación y mejora de tejidos que han sufrido alteraciones debido a lesiones o condiciones crónicas, utilizando métodos diseñados específicamente para maximizar los resultados terapéuticos.

La esencia de la Manipulación Instrumental radica en su capacidad para abordar de manera efectiva los problemas presentes en músculos, tendones, ligamentos y fascia, entre otros componentes del sistema músculo esquelético. Al emplear herramientas especializadas, se busca no solo aliviar el dolor y mejorar la funcionalidad del paciente, sino también preservar y proteger la salud del profesional que realiza el tratamiento, minimizando el esfuerzo físico necesario y reduciendo el riesgo de lesiones laborales.

Este enfoque se distingue por su capacidad para ofrecer una serie de beneficios significativos que van más allá de las técnicas tradicionales de fisioterapia. Las herramientas desarrolladas para la Manipulación Instrumental, como las incluidas en el sistema Hands Pro, han sido diseñadas con una precisión tal que permiten al terapeuta realizar intervenciones más eficaces y menos invasivas, optimizando la recuperación del paciente y mejorando su calidad de vida.

Además, este nuevo concepto no solo busca redefinir la manera en que se abordan las disfunciones del sistema músculo esquelético, sino que también pretende establecer un nuevo estándar en la práctica fisioterapéutica a nivel global. Los autores de esta obra han acuñado el término "Manipulación Instrumental" para describir y categorizar las técnicas innovadoras que se ejecutan con las herramientas de Hands Pro, proponiendo una nueva metodología que se espera sea adoptada y valorada por fisioterapeutas en todo el mundo.

En resumen, la Manipulación Instrumental no solo representa un avance técnico en el tratamiento de los tejidos blandos, sino que también introduce un enfoque holístico que beneficia tanto al paciente como al fisioterapeuta. Este concepto innovador promete transformar la práctica de la fisioterapia, ofreciendo una solución avanzada que se adapta a las necesidades contemporáneas de la salud músculo esquelética.

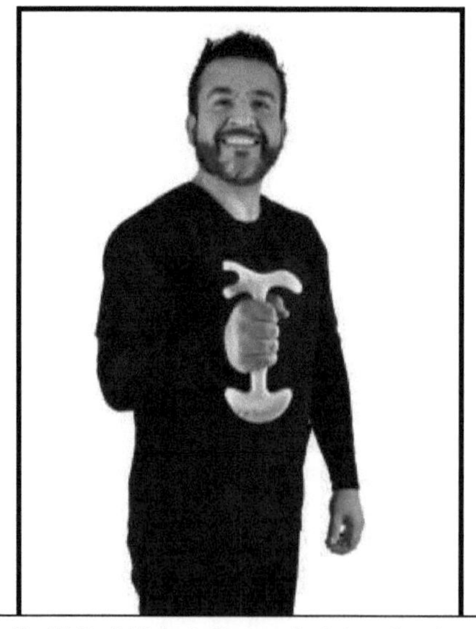

Lic. TF. Daniel Dulanto Domenack - Autor y Creador

CAPÍTULO 2
VENTAJAS DE HANDS PRO

Beneficios de las Herramientas de Hands Pro

Tras haber examinado en detalle las características individuales de cada una de las herramientas y analizar las investigaciones relacionadas con el uso de instrumentos en la práctica manual de la fisioterapia, es posible profundizar en las múltiples ventajas que ofrece el sistema Hands Pro. Estas herramientas han sido diseñadas con un enfoque claro en proporcionar un soporte sólido al profesional, sin sacrificar en ningún momento los beneficios terapéuticos que se ofrecen al paciente. El desarrollo de estas herramientas se ha centrado en optimizar cuatro aspectos fundamentales que son clave para mejorar tanto la eficacia del tratamiento como la experiencia del fisioterapeuta. Cada uno de estos aspectos contribuye a que el uso de Hands Pro sea una adición valiosa e indispensable en la práctica diaria de la fisioterapia.

Diseño anatómico: Las herramientas de Hands Pro están cuidadosamente diseñadas para replicar y complementar los movimientos naturales de la mano humana. Este diseño permite que las herramientas se integren de manera fluida en el proceso terapéutico, proporcionando una extensión del tacto y la habilidad del fisioterapeuta. Al imitar las formas y funciones de las manos, estas herramientas permiten una intervención precisa, lo que facilita la manipulación de los tejidos blandos sin comprometer la comodidad del paciente.

Ventaja mecánica: Hands Pro maximiza la eficiencia del trabajo manual mediante la aplicación de principios mecánicos avanzados. Estas herramientas están concebidas para amplificar la fuerza y la precisión del fisioterapeuta, reduciendo el esfuerzo necesario para realizar maniobras terapéuticas. Esto no solo mejora la calidad del tratamiento, sino que también disminuye el riesgo de fatiga y lesiones por esfuerzo repetitivo en el profesional, permitiendo sesiones más largas y productivas sin comprometer su salud.

Confort: Uno de los pilares en el desarrollo de Hands Pro ha sido la comodidad tanto para el fisioterapeuta como para el paciente. Las herramientas están diseñadas ergonómicamente para adaptarse al uso prolongado, minimizando la incomodidad y el estrés en las manos del profesional. Al mismo tiempo, se asegura que el paciente reciba un tratamiento suave y efectivo, evitando la sensación de incomodidad que a veces acompaña a las técnicas manuales más tradicionales.

Adaptación anatómica: Las herramientas de Hands Pro son versátiles y pueden adaptarse a diferentes contextos anatómicos y tipos de tejidos. Este aspecto de adaptación anatómica permite que el fisioterapeuta aborde con confianza una amplia gama de afecciones y áreas del cuerpo, desde zonas pequeñas y sensibles hasta músculos y fascias más extensos y profundos. La capacidad de ajustar el enfoque terapéutico según las necesidades específicas del paciente es una de las características más valiosas de este sistema.

En conjunto, estas cuatro áreas de desarrollo hacen que Hands Pro sea una herramienta esencial para cualquier fisioterapeuta que busque mejorar la calidad de su práctica. A través de su diseño innovador, eficiencia mecánica, comodidad y adaptabilidad, Hands Pro no solo enriquece la experiencia del terapeuta, sino que también asegura un tratamiento más eficaz y placentero para el paciente. Con Hands Pro, los fisioterapeutas pueden alcanzar nuevos niveles de excelencia en el cuidado y la recuperación de sus pacientes.

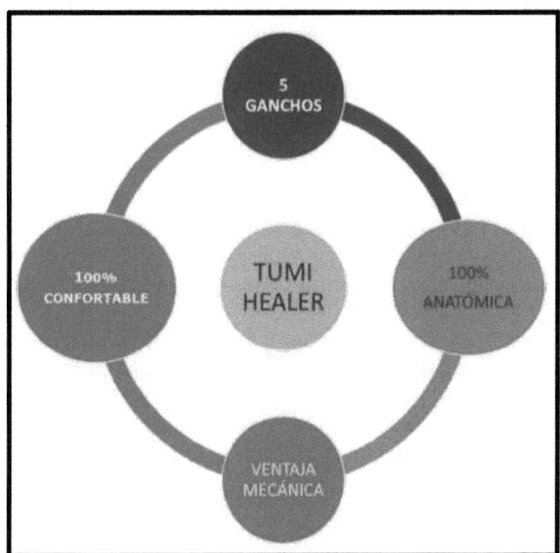

Ventajas del uso de las herramientas de Hands Pro.

Diseño Anatómico en las Herramientas Hands Pro

En el campo de la fisioterapia, el diseño de herramientas juega un papel crucial en la efectividad y seguridad de los tratamientos. Las herramientas de Hands Pro se destacan a nivel mundial por su enfoque único en el diseño anatómico, fundamentado en dos aspectos esenciales que no solo mejoran la calidad de la intervención terapéutica, sino que también protegen la salud del fisioterapeuta.

1. Investigación sobre la prevalencia de problemas en las manos de los fisioterapeutas

El diseño anatómico de las herramientas de Hands Pro se basa en una comprensión profunda de los desafíos físicos que enfrentan los fisioterapeutas en su práctica diaria. A lo largo de la última década, han surgido numerosos estudios que subrayan la alta incidencia de problemas en las manos entre estos profesionales, resultado directo del uso repetitivo y prolongado de técnicas manuales.

Uno de los estudios más reveladores destaca que la repetición constante de ciertos movimientos puede llevar al desarrollo de artrosis degenerativa y alteraciones significativas en las articulaciones del pulgar, una condición debilitante que puede limitar seriamente la capacidad del fisioterapeuta para ejercer su profesión. Según Rivett (2000), el uso prolongado de técnicas manuales sin el apoyo adecuado puede acelerar el desgaste de las articulaciones, llevando a cambios degenerativos que afectan la calidad de vida y la capacidad laboral del profesional.

2. Diseño anatómico basado en la ergonomía y la funcionalidad

Teniendo en cuenta estos hallazgos, el equipo de desarrollo de Hands Pro ha trabajado intensamente para crear herramientas que no solo sean eficaces en el tratamiento de los pacientes, sino que también minimicen el riesgo de lesiones en los fisioterapeutas. El diseño anatómico de Hands Pro ha sido cuidadosamente elaborado para replicar y complementar la biomecánica natural de la mano humana, asegurando que el uso de estas herramientas sea lo más ergonómico posible.

Cada herramienta de Hands Pro está diseñada para distribuir de manera uniforme la carga física durante su uso, reduciendo el estrés en las áreas más vulnerables de la mano, como el pulgar y los nudillos. Esto se logra mediante la aplicación de principios ergonómicos avanzados que permiten al fisioterapeuta realizar maniobras terapéuticas con una menor aplicación de fuerza directa, disminuyendo así el riesgo de fatiga muscular y lesiones crónicas.

Además, las herramientas están configuradas para adaptarse a una amplia variedad de técnicas terapéuticas, proporcionando una flexibilidad y precisión que no se encuentra en otras herramientas disponibles en el mercado. Esta adaptabilidad permite que las herramientas sean utilizadas en diferentes áreas del cuerpo, desde las más grandes y resistentes hasta las más pequeñas y delicadas, sin comprometer la efectividad del tratamiento ni la comodidad del terapeuta.

3. Innovación y protección para el fisioterapeuta

En resumen, el diseño anatómico de las herramientas Hands Pro representa una combinación innovadora de investigación científica, ergonomía avanzada y funcionalidad práctica. Estas herramientas no solo mejoran los resultados terapéuticos para los pacientes, sino que también ofrecen una protección significativa para los fisioterapeutas, ayudándolos a preservar su salud y prolongar su carrera profesional.

La importancia de este diseño radica en su capacidad para abordar problemas reales y documentados que afectan a los profesionales de la fisioterapia, ofreciendo una solución práctica que equilibra la eficacia del tratamiento con la seguridad y el bienestar del terapeuta. Con Hands Pro, los fisioterapeutas pueden estar seguros de que están utilizando herramientas diseñadas no solo para maximizar la recuperación de sus pacientes, sino también para salvaguardar su propia salud y longevidad en la profesión.

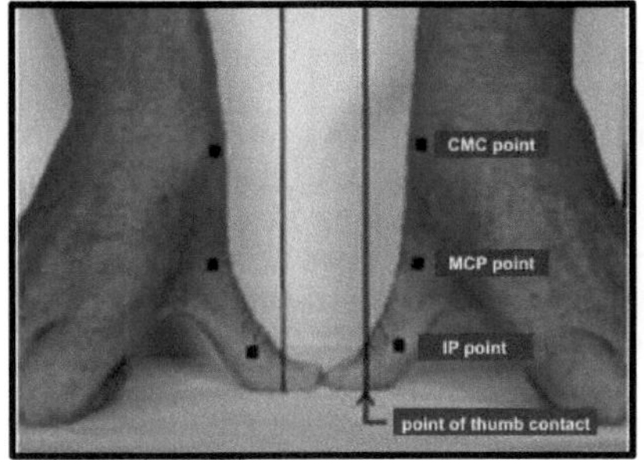

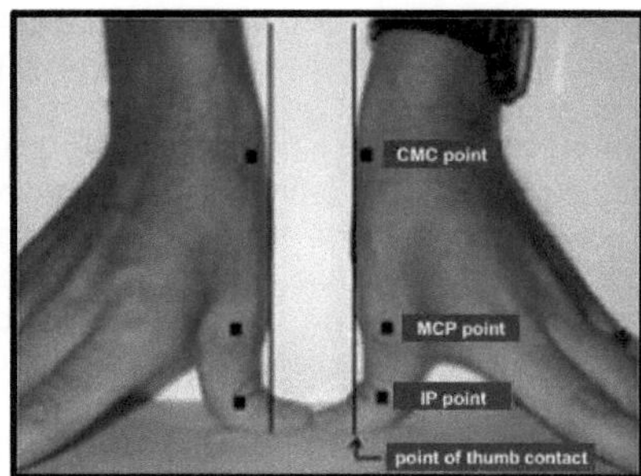

a. Desarrollo de Herramientas Específicas para la Protección del Dedo Pulgar en Fisioterapia

Tras un exhaustivo análisis de los estudios sobre las lesiones en las manos de los fisioterapeutas, se estableció un objetivo crucial: diseñar herramientas que brinden un apoyo específico a la zona de la mano que más sufre durante la práctica profesional, el dedo pulgar. Este enfoque permitió crear instrumentos que no solo optimizan el proceso terapéutico, sino que también minimizan el desgaste físico en esta área particularmente vulnerable.

El dedo pulgar, siendo uno de los principales protagonistas en la realización de técnicas manuales, es el más propenso a sufrir daños debido a su constante uso y al estrés acumulado durante las sesiones de tratamiento. Reconociendo esta realidad, se planteó un desafío de diseño: desarrollar herramientas que replicaran la funcionalidad del pulgar para aliviar la carga de trabajo del fisioterapeuta y proteger este dedo crucial.

El proceso de diseño se centró en integrar elementos que imitaran el pulgar en las herramientas. Esto se logró mediante la incorporación de características específicas que permiten a las herramientas de Hands Pro realizar funciones similares a las que el pulgar realiza de manera natural. Como resultado, dos de las tres herramientas desarrolladas cuentan con innovadoras estructuras en forma de ganchos, que simulan la acción del dedo pulgar.

Estos ganchos están estratégicamente ubicados en las herramientas para proporcionar un soporte ergonómico y eficiente durante el uso. Su diseño permite que los fisioterapeutas realicen maniobras terapéuticas complejas con una carga reducida en el dedo pulgar, distribuyendo el esfuerzo a lo largo de la herramienta y minimizando así el riesgo de lesiones por sobrecarga.

El objetivo de este diseño es proporcionar una solución efectiva para el problema recurrente del estrés en el dedo pulgar, que ha sido identificado como una de las principales fuentes de dolor y lesión en los fisioterapeutas. Al replicar la funcionalidad del pulgar en las herramientas, se facilita una intervención más cómoda y menos fatigante, lo que contribuye a la preservación de la salud del profesional y a la mejora general en la calidad del tratamiento.

En conclusión, las herramientas de Hands Pro no solo representan un avance significativo en la tecnología de apoyo para fisioterapeutas, sino que también abordan de manera específica uno de los problemas más persistentes en la profesión. Gracias a la integración de elementos que simulan el dedo pulgar, estas herramientas ofrecen una solución innovadora que mejora tanto la eficacia del tratamiento como la salud y el bienestar del terapeuta.

b. Frecuencia en el Uso de Partes de la Mano para el Tratamiento de Tejidos Blandos

En el ámbito de la fisioterapia, la aplicación de técnicas manuales para el tratamiento de tejidos blandos ha sido objeto de numerosos estudios y certificaciones internacionales. A través de encuestas y análisis respaldados por investigaciones científicas, se ha identificado que las partes de la mano que se utilizan con mayor frecuencia durante estas terapias son el dedo pulgar, los nudillos, el codo y el antebrazo.

Dado que estas áreas de la mano son cruciales para realizar manipulaciones efectivas, el desafío radicaba en desarrollar herramientas que pudieran replicar o suplir la función de estas partes específicas. En particular, se buscó crear dispositivos que imitaran la acción del dedo pulgar y los nudillos, que son las zonas de la mano más intensamente utilizadas en la práctica diaria.

El fisioterapeuta, al realizar su trabajo, a menudo utiliza partes de la mano de formas que no fueron inicialmente diseñadas para esas funciones, como en la movilización con presión. Aunque la evolución de nuestras manos ha sido una adaptación constante para afrontar diversas tareas, esto conlleva una serie de consecuencias, siendo la primera manifestación el dolor asociado al uso excesivo o inadecuado.

Para mitigar este problema y mejorar la eficiencia del tratamiento, se han diseñado herramientas que buscan reemplazar o apoyar el trabajo que normalmente recaería sobre el dedo pulgar y los nudillos. Estas herramientas están pensadas para aliviar la carga sobre estas áreas vulnerables y reducir el riesgo de lesiones asociadas con su uso prolongado.

La integración de estas soluciones en el arsenal del fisioterapeuta no solo busca mejorar el confort durante la práctica, sino también optimizar los resultados del tratamiento, proporcionando un soporte adicional que minimiza el impacto físico sobre el terapeuta. Al ofrecer alternativas que replican las funciones del dedo pulgar y los nudillos, las herramientas innovadoras permiten al fisioterapeuta realizar maniobras terapéuticas con mayor eficacia y menos esfuerzo físico, promoviendo así una práctica más saludable y sostenible a largo plazo.

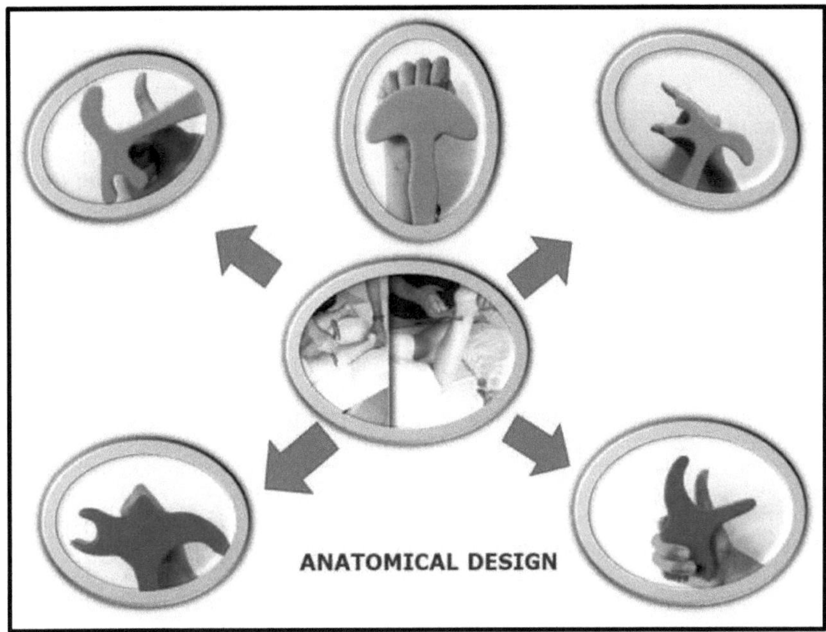

Imágenes del diseño de las herramientas de Hands Pro, basadas en las partes de la mano que más usa el fisioterapeuta a la hora de trabajar en sus pacientes.

Ventajas Mecánicas de las Herramientas Hands Pro

Las herramientas de Hands Pro han sido diseñadas con un enfoque meticuloso en colaboración con ingenieros especializados, con el objetivo de ofrecer significativas ventajas mecánicas a los profesionales de la fisioterapia. Estas ventajas se han logrado al aplicar principios de ingeniería avanzados para optimizar el rendimiento y la comodidad durante el uso.

Entre las principales ventajas mecánicas que ofrecen las herramientas de Hands Pro se incluyen:

Reducción del Esfuerzo Físico: Las herramientas están diseñadas para requerir una menor fuerza por parte del fisioterapeuta al realizar las técnicas terapéuticas. Esto se traduce en una disminución del esfuerzo físico necesario, lo que permite a los profesionales trabajar con mayor eficiencia y menos fatiga.

Minimización del Uso del Dedo Pulgar: Una de las innovaciones clave es la reducción significativa de la dependencia del dedo pulgar durante las maniobras. Tradicionalmente, el pulgar es una de las partes más sobrecargadas en el trabajo manual; sin embargo, las herramientas de Hands Pro están diseñadas para aliviar esta carga, protegiendo así una de las áreas más susceptibles a lesiones en los fisioterapeutas.

Acceso a Zonas Profundas con Menor Fuerza: Las herramientas permiten alcanzar áreas más profundas del tejido con menos fuerza aplicada. Esto no solo facilita la manipulación de tejidos en profundidades que serían difíciles de tratar manualmente, sino que también reduce el riesgo de lesiones por sobreesfuerzo.

Estas mejoras mecánicas no solo benefician la salud del profesional al disminuir la carga física sobre sus manos y brazos, sino que también optimizan la capacidad de tratar a un mayor número de pacientes con una mayor comodidad. En el capítulo dedicado a las bases y fundamentos de las herramientas, se detalla cómo estos beneficios se traducen en una práctica más efectiva y menos agotadora.

El enfoque en el diseño ergonómico y funcional de las herramientas Hands Pro asegura que los fisioterapeutas puedan realizar su trabajo con una mayor facilidad y eficacia, reduciendo el impacto físico en sus cuerpos y mejorando la calidad de la atención que brindan.

Optimización del Confort en el Trabajo Manual con Hands Pro

Hands Pro se destaca por su capacidad para alinearse con los más altos estándares de confort en el ámbito de la fisioterapia manual. La eficacia de las herramientas radica en su diseño que minimiza la necesidad de aplicar fuerza excesiva en las manos y muñecas. A medida que las herramientas se vuelven más delgadas, la presión que se ejerce sobre estas áreas aumenta, y con ello, el riesgo de sobrecarga para el profesional que atiende a un gran número de pacientes.

El confort mejorado que ofrecen las herramientas de Hands Pro tiene implicaciones significativas para la salud y el bienestar de los fisioterapeutas. Este beneficio se traduce en varios aspectos cruciales:

Reducción de la Presión Articular: Las herramientas están diseñadas para distribuir la presión de manera más equitativa, reduciendo la carga sobre las articulaciones de las manos. Esto significa que el fisioterapeuta puede aplicar la fuerza necesaria sin someter a las articulaciones a un estrés excesivo.

Aplicación de Fuerza con Músculos Mayores: Gracias a su diseño ergonómico, el fisioterapeuta puede utilizar músculos más grandes y fuertes, como los del antebrazo, para realizar la manipulación en lugar de depender exclusivamente de los músculos más pequeños y vulnerables de las manos. Esto disminuye la carga sobre las articulaciones de las manos y las muñecas.

Disminución de la Tensión Muscular: Al emplear los músculos más grandes del brazo, se reduce la tensión en los músculos de la mano. Esta reducción de tensión contribuye a una menor fatiga y a una mejor capacidad para mantener la precisión y el control durante la terapia.

Prevención de Lesiones en Manos y Dedos: Al minimizar la presión articular y la tensión muscular, se reduce significativamente el riesgo de lesiones en las partes más utilizadas de la mano, como los dedos y las articulaciones. Esto no solo previene el dolor y las lesiones a largo plazo, sino que también mejora la durabilidad y la comodidad durante el trabajo.

En resumen, Hands Pro no solo ofrece herramientas funcionales para el tratamiento de tejidos, sino que también prioriza el bienestar del fisioterapeuta al proporcionar un diseño que mejora el confort. La reducción de la presión en las articulaciones, la menor tensión muscular y la prevención de lesiones en las manos son beneficios clave que contribuyen a una experiencia de trabajo más cómoda y saludable.

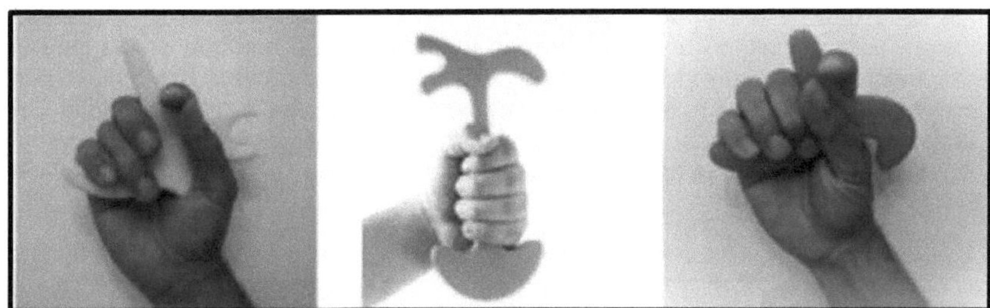

Imágenes de las tomas de las herramientas de Hands Pro: totalmente confortables para la mano a la hora de trabajar.

Adaptación Anatómica en el Diseño de Herramientas Hands Pro

Las herramientas desarrolladas por Hands Pro han sido meticulosamente diseñadas para ofrecer una adaptación anatómica excepcional, garantizando su funcionalidad en diversas áreas del cuerpo humano. El proceso de diseño involucró una serie de pruebas exhaustivas realizadas en una amplia variedad de individuos, con el objetivo de asegurar que las herramientas no solo cumplan con los estándares técnicos, sino que también se ajusten perfectamente a la anatomía de cada persona. La adaptación anatómica es un principio fundamental en el diseño de estas herramientas, y se manifiesta en varias características clave:

Diseño Personalizado para Extremidades Superiores: Las herramientas están confeccionadas para seguir las curvas y contornos naturales de los brazos y manos, permitiendo un manejo cómodo y eficaz. Esto significa que los fisioterapeutas pueden utilizar las herramientas en las extremidades superiores sin experimentar incomodidades, asegurando un contacto óptimo con la superficie de trabajo y facilitando la aplicación precisa de técnicas.

Ajuste Perfecto para la Espalda: Considerando la complejidad de la estructura de la espalda, las herramientas de Hands Pro están diseñadas para adaptarse a las variaciones anatómicas de esta área. La forma y el ángulo de las herramientas permiten un acceso adecuado a las zonas de la espalda que requieren tratamiento, ofreciendo un soporte ergonómico que reduce la tensión tanto para el profesional como para el paciente.

Adecuación a las Extremidades Inferiores: Las herramientas también están diseñadas para integrarse eficazmente en el tratamiento de las extremidades inferiores. Su diseño ergonómico permite alcanzar y manipular áreas como las piernas y los pies, adaptándose a la diversidad de formas y tamaños de estas extremidades. Esto asegura que las herramientas puedan ser usadas con eficacia y comodidad durante la terapia en estas zonas del cuerpo.

En resumen, la adaptación anatómica de las herramientas de Hands Pro asegura que cada una de ellas pueda ser utilizada con eficacia en diferentes partes del cuerpo, proporcionando un ajuste preciso y cómodo. Este enfoque de diseño no solo mejora la funcionalidad de las herramientas, sino que también contribuye a una experiencia de trabajo más eficiente y menos fatigosa para el fisioterapeuta. La atención a los detalles anatómicos y el compromiso con la ergonomía son elementos clave que destacan en la funcionalidad y la versatilidad de las herramientas Hands Pro.

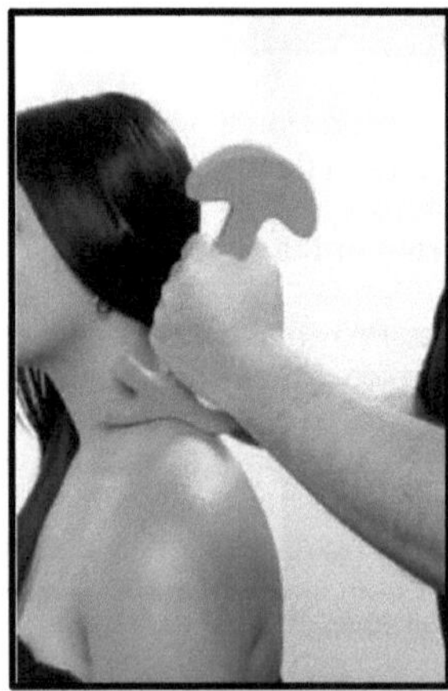

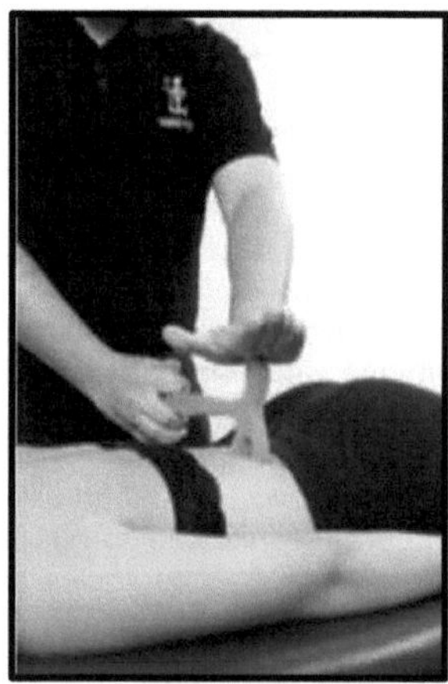

Hands Pro se va a adaptar a todas las partes del cuerpo de los pacientes, al momento de realizar la manipulación instrumental.

Ventajas de una Mayor Cantidad de Ganchos en las Herramientas Hands Pro

La incorporación de un mayor número de ganchos en el diseño de las herramientas de Hands Pro proporciona una serie de beneficios significativos, los cuales se centran en la capacidad de adaptación a la variabilidad de la anatomía humana. Las características corporales individuales pueden variar considerablemente entre personas, y estas diferencias afectan la forma en que los tejidos blandos responden a las técnicas de tratamiento. El diseño innovador de Hands Pro aborda estas variaciones mediante la inclusión de múltiples ganchos, lo que resulta en una herramienta altamente versátil y eficaz.

1. Adaptación Versátil a Diversas Estructuras Corporales

El principal beneficio de contar con una mayor cantidad de ganchos es la capacidad de la herramienta para adaptarse a una amplia gama de configuraciones corporales. Cada individuo tiene características únicas en su anatomía, como variaciones en el tamaño, la forma y la textura de los tejidos blandos. Al incorporar más ganchos, la herramienta puede ajustarse mejor a estas diferencias, proporcionando una interacción más precisa y personalizada durante el tratamiento.

2. Acceso Ampliado a Zonas Corporales Diversas

La presencia de múltiples ganchos en la herramienta también permite alcanzar y trabajar en una mayor variedad de áreas del cuerpo. Esto es especialmente útil en tratamientos que requieren atención en regiones específicas que pueden ser difíciles de alcanzar con herramientas de diseño más tradicional. La capacidad de adaptar la herramienta a distintas áreas asegura que se pueda proporcionar una terapia más completa y efectiva.

3. Penetración en Diferentes Niveles de Profundidad

Los ganchos de diferentes tamaños y formas permiten acceder a diferentes niveles de profundidad dentro de los tejidos blandos. Esta característica es crucial para abordar diversos problemas músculo esqueléticos que pueden requerir una intervención a distintas profundidades. La capacidad de ajustar la herramienta para trabajar a diferentes niveles mejora la eficacia del tratamiento y permite un enfoque más exhaustivo.

4. Variedad en el Uso de Palancas y Técnicas

Un mayor número de ganchos también ofrece una gama más amplia de opciones en términos de palancas y técnicas de aplicación. Esto significa que los profesionales pueden utilizar diferentes ángulos y presiones según sea necesario, lo que amplía la versatilidad de la herramienta en la manipulación de los tejidos. La posibilidad de experimentar con diferentes configuraciones permite al fisioterapeuta adaptar sus métodos de trabajo a las necesidades específicas de cada paciente.

En resumen, el diseño de las herramientas Hands Pro con una mayor cantidad de ganchos proporciona ventajas notables en términos de adaptabilidad, alcance y eficacia del tratamiento. La capacidad para ajustarse a la variabilidad anatómica, acceder a diversas zonas y profundidades, y ofrecer múltiples opciones de técnica hace que estas herramientas sean una elección excepcional para los profesionales de la fisioterapia.

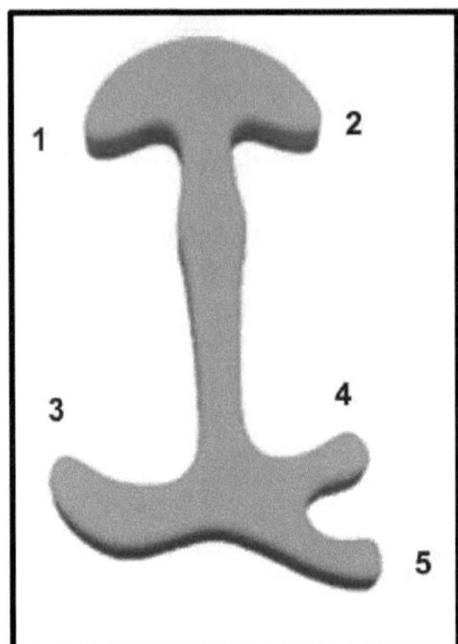

Tumi Healer: aquí se observan los ganchos con diferentes formas y medidas, característica que hace que esta herramienta sea más adaptable a todo el cuerpo.

Sinopsis Ampliada

Las herramientas Hands Pro se han consolidado como líderes en la manipulación de tejidos gracias a sus innovadoras características que maximizan el beneficio para los profesionales. Estas herramientas destacan por sus múltiples ventajas, todas diseñadas para optimizar el rendimiento del fisioterapeuta y proteger la integridad de sus manos durante el tratamiento de los pacientes.

Las principales ventajas de Hands Pro se agrupan en cuatro áreas clave que contribuyen significativamente a la mejora de las condiciones de los pacientes:

Confort Mejorado: Las herramientas están diseñadas para proporcionar un nivel superior de confort al profesional, minimizando la presión y la tensión en las manos durante el uso prolongado. Esto permite una mayor comodidad y reduce la fatiga y el riesgo de lesiones en el fisioterapeuta.

Ventajas Mecánicas: Gracias a la asesoría de expertos en ingeniería, Hands Pro ofrece una serie de beneficios mecánicos que facilitan el trabajo del fisioterapeuta. Estas ventajas incluyen la reducción del esfuerzo necesario para aplicar técnicas, el uso mínimo del dedo pulgar y la capacidad de alcanzar áreas más profundas con menor esfuerzo físico.

Diseño Anatómico: Las herramientas han sido meticulosamente diseñadas para ajustarse a la anatomía del cuerpo humano, lo que permite un uso eficiente en diversas regiones, incluyendo extremidades superiores, espalda y extremidades inferiores. El diseño anatómico asegura que las herramientas sean efectivas y cómodas para el tratamiento de diferentes áreas corporales.

Trabajo con Músculos Mayores: Hands Pro permite realizar la manipulación de tejidos blandos utilizando músculos grandes del cuerpo, en lugar de depender de las articulaciones y músculos pequeños de las manos. Esto no solo mejora la eficacia del tratamiento, sino que también reduce la carga sobre las estructuras más vulnerables del fisioterapeuta.

En conjunto, estas características aseguran que las herramientas Hands Pro no solo mejoren la calidad del tratamiento para los pacientes, sino que también ofrezcan un apoyo significativo para los profesionales que las utilizan.

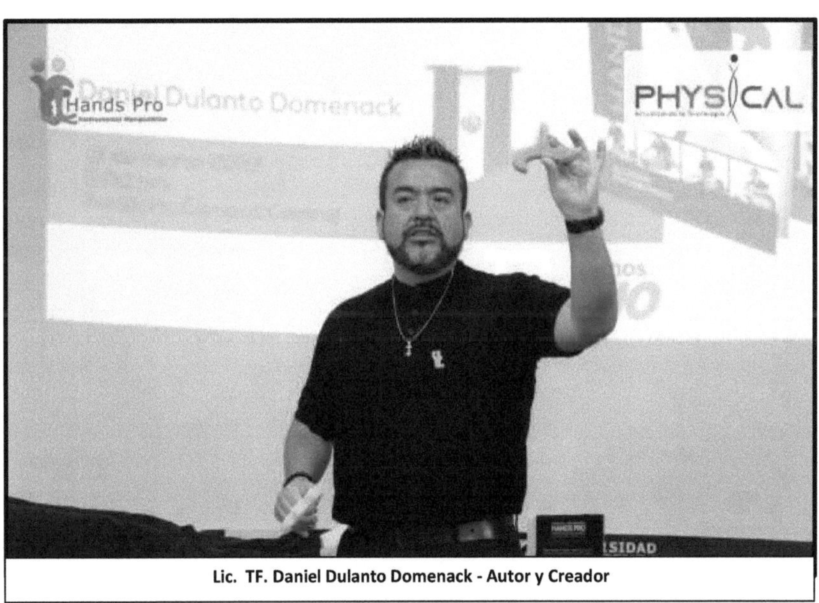

Lic. TF. Daniel Dulanto Domenack - Autor y Creador

CAPÍTULO 3

BASES Y FUNDAMENTOS DE LA MANIPULACIÓN INSTRUMENTAL

Los principios fundamentales de esta técnica están intrínsecamente vinculados a las transformaciones que experimenta el tejido blando tras su manipulación. Estas modificaciones están orientadas a mejorar la movilidad, aliviar el dolor, optimizar la circulación sanguínea, deshacer adherencias, aumentar la flexibilidad y, en última instancia, elevar la funcionalidad general del paciente. En el campo de la fisioterapia, una proporción significativa del trabajo realizado se centra en aspectos que están directamente relacionados con los efectos del trabajo pasivo sobre los tejidos. Entre estos efectos, se incluyen:

- Alteraciones en la piel.
- Transformaciones en la fascia.
- Modificaciones en los músculos.
- Cambios en los ligamentos.
- Ajustes en los tendones.
- Alteraciones en los tejidos que estabilizan las articulaciones.
- Variaciones en la vascularización.
- Adaptaciones en el sistema neural, que responden al trabajo sobre la interfase neural.

Cada uno de estos ajustes es una respuesta a la manipulación pasiva, ya sea manual o, en el contexto específico que vamos a abordar, instrumental. La técnica de manipulación instrumental desarrollada por Hands Pro induce cambios beneficiosos en los tejidos tratados. Esta metodología busca restablecer el equilibrio estructural del paciente mediante una respuesta mecánica específica de los tejidos ante el estímulo proporcionado. Como resultado, se obtienen beneficios concretos para la salud y la funcionalidad del paciente, promoviendo una mejora integral en su bienestar físico.

FUNDAMENTOS FISIOLÓGICOS

Estos principios se basan en las transformaciones fisiológicas que se desencadenan a través del estímulo mecánico aplicado. Cada técnica empleada produce modificaciones en los tejidos durante su movilización, lo que a su vez provoca una serie de reacciones a nivel celular que resultan favorables para el paciente.

Cuando se aplica una técnica de manipulación o movilización, se está ejerciendo una influencia mecánica sobre los tejidos del cuerpo. Esta influencia no es meramente superficial; penetra profundamente en el nivel celular y desencadena una respuesta adaptativa. A nivel celular, este estímulo mecánico induce varios procesos biológicos que pueden mejorar la salud y el bienestar del paciente.

Por ejemplo, la aplicación de una técnica puede provocar una serie de cambios en la estructura y función de las células involucradas. Estos cambios pueden incluir la liberación de mediadores inflamatorios que promueven la curación, la estimulación de la producción de colágeno para fortalecer los tejidos, o la mejora en la circulación sanguínea local para facilitar la eliminación de desechos metabólicos y el suministro de nutrientes.

Además, la movilización de los tejidos puede influir en la actividad de las células del sistema inmunológico, promoviendo una respuesta más eficaz contra posibles lesiones o infecciones. La interacción mecánica también puede mejorar la elasticidad y la flexibilidad de los tejidos, lo que contribuye a una mayor amplitud de movimiento y a la reducción del dolor.

En resumen, el proceso de movilización de tejidos genera una cascada de reacciones a nivel celular que favorecen la recuperación y el bienestar general del paciente. Estas reacciones, impulsadas por el estímulo mecánico, son fundamentales para lograr los objetivos terapéuticos y para optimizar la funcionalidad y la calidad de vida del individuo.

ACCIÓN FISIOLÓGICA

Mecanosensibilidad y Mecanotransducción

Para comprender los principios fundamentales del uso de herramientas en fisioterapia, es esencial examinar cómo responden los tejidos a los estímulos aplicados. Esta comprensión es crucial para explicar los efectos que Hands Pro ha identificado en la intervención con diferentes sistemas.

Un concepto clave para abordar la manipulación de los tejidos desde una perspectiva externa es el de biotensegridad. Este concepto ilustra cómo la naturaleza se organiza en diferentes escalas. En el cuerpo humano, por ejemplo, macromoléculas específicas se ensamblan espontáneamente en componentes celulares conocidos como orgánulos. Estos orgánulos, a su vez, se agrupan en células, las cuales se organizan en tejidos y órganos. Así, el cuerpo humano forma una estructura jerárquica, compuesta por sistemas interrelacionados dentro de sistemas (Barreno, 2009). Este marco teórico nos ayuda a entender cómo los estímulos mecánicos afectan a los tejidos y los cambios resultantes en su interior

La mecanosensibilidad y la mecanotransducción son los procesos fisiológicos responsables de la detección de fuerzas mecánicas y su conversión en señales eléctricas y bioquímicas dentro del organismo. Estas respuestas se producen a través de la interacción entre las proteínas de la matriz extracelular, como el colágeno, la fibronectina y la laminina, y el citoesqueleto celular. Esta interacción se mediatiza a través de receptores de membrana, como las integrinas, y se traduce en una serie de señales químicas internas mediante sistemas de segundos mensajeros. Estos incluyen canales iónicos regulados por compuerta, receptores acoplados a proteínas G y receptores de serina-treonina quinasas (Ríos-Díaz).

La movilización de tejidos que han experimentado lesiones se beneficia de estos mecanismos de mecanotransducción, lo que acelera el proceso de recuperación. Por ejemplo, el tratamiento de cicatrices mediante movilización puede promover un aumento en la vascularización y en la actividad de los fibroblastos (Kim, 2017), lo que, a su vez, favorece la reparación del tejido afectado.

En el contexto de lesiones en tejidos blandos, se presentan varios problemas que incluyen inflamación, dolor y limitaciones funcionales. La comprensión de la mecanosensibilidad y la mecanotransducción nos permite abordar estos problemas de manera más efectiva, utilizando técnicas que optimizan la respuesta del tejido y facilitan la recuperación.

Inflamación, dolor y rango de movimiento

Luego de una lesión, se desencadenan procesos inflamatorios y proliferativos que conllevan la formación de nuevas células en el área afectada. Durante esta fase, puede producirse fibrosis y la generación de tejido cicatricial en los tejidos blandos dañados (Kim, 2017). Estas alteraciones suelen provocar una disfunción en los tejidos, resultando en limitaciones funcionales y en la aparición de dolor.

La fibrosis, que sigue a la inflamación, es un factor crítico que puede obstaculizar la regeneración muscular. Este proceso fibroso actúa como una barrera mecánica que impide la migración de células reparadoras hacia el sitio de la lesión, además de limitar la perfusión sanguínea en la zona afectada. Estas condiciones contribuyen a una recuperación parcial o incompleta del tejido dañado (Chen, 2009).

En este contexto, la manipulación de los tejidos blandos emerge como una herramienta eficaz para facilitar la recuperación. Tras la intervención manual o instrumental, se observa un aumento significativo en la circulación sanguínea en la región tratada. Este incremento en el flujo de sangre puede ayudar a eliminar los mediadores del dolor y reducir la inflamación que se desarrolla alrededor del tejido lesionado.

Además, la movilización de tejidos blandos tiene un impacto positivo en los niveles de creatina quinasa, una enzima que suele elevarse tras lesiones musculares. La reducción de creatina quinasa posterior a la movilización (Zainuddin, 2005) es indicativa de una recuperación más eficiente y una disminución del daño muscular, promoviendo así una rehabilitación más rápida y efectiva.

Acción circulatoria

La optimización de la circulación sanguínea representa un pilar fundamental en el proceso de recuperación de tejidos que han sufrido algún tipo de lesión. Una circulación deficiente en los tejidos blandos, resultante de una lesión, actúa como un obstáculo para la respuesta inflamatoria adecuada (Fredericson, 2005), lo que conlleva a una desorganización y debilitamiento de la estructura de dichos tejidos. Basándonos en la investigación existente sobre el tema, es crucial destacar que la mejora de la vascularización en los tejidos lesionados contribuye significativamente a sus condiciones de regeneración.

La intervención manual en los tejidos blandos tiene la capacidad de potenciar la circulación sanguínea local, lo que a su vez mejora la nutrición del área afectada. Este aumento en el flujo sanguíneo facilita la eliminación de productos patológicos no solo en la piel, sino también en músculos, ligamentos, articulaciones y cápsulas articulares. Además, se ha observado que la manipulación de los tejidos puede elevar la temperatura local hasta en cinco grados (Castañeda, 2002), lo cual también contribuye al proceso de recuperación.

La manipulación instrumental, que incluye técnicas específicas para el tratamiento de los tejidos, permite una movilización más precisa y controlada. Dependiendo de la técnica empleada, la movilización puede ser superficial o profunda, lo que impacta directamente en la circulación de la zona tratada. Este incremento en el flujo sanguíneo facilita la oxigenación y estimula la reparación celular, mejorando significativamente el proceso de curación.

En consecuencia, las condiciones descritas anteriormente no solo benefician a los tejidos lesionados, sino que también pueden ser de gran utilidad en casos de sobrecarga provocada por el ejercicio o el trabajo. La optimización de la circulación en estos tejidos, a través de técnicas de manipulación y movilización, ayuda a prevenir y aliviar los efectos negativos de la sobrecarga, promoviendo una recuperación más eficiente y reduciendo el riesgo de lesiones futuras.

FUNDAMENTOS MECÁNICOS

En la práctica diaria del fisioterapeuta, las herramientas fundamentales y esenciales para el tratamiento de tejidos siempre han sido sus propias manos. Desde los tiempos más antiguos hasta las técnicas contemporáneas, la intervención en los tejidos se ha basado en la manipulación manual directa. Sin embargo, con el incremento de la demanda en las consultas, la aparición de nuevas técnicas y el aumento de las afecciones músculo esqueléticas en la sociedad, el trabajo manual ha requerido un esfuerzo creciente. Este aumento en la carga de trabajo ha llevado a un desgaste considerable en las articulaciones y tejidos de las manos del fisioterapeuta.

En los últimos años, hemos observado cómo estos factores han dado lugar a molestias y problemas físicos en los profesionales. Esto nos ha llevado a explorar soluciones que permitan al fisioterapeuta realizar su trabajo con un apoyo que alivie la presión sobre sus manos. La idea es desarrollar una herramienta externa que pueda replicar o imitar la eficacia de la manipulación manual, pero que reduzca el esfuerzo físico requerido.

El diseño de esta herramienta se fundamenta en la necesidad de minimizar la carga física sobre las manos del terapeuta mientras se obtienen resultados similares en el tratamiento de los tejidos de los pacientes. La base científica para este enfoque se encuentra en principios físicos, como los establecidos por las leyes de Newton, que han guiado el desarrollo de herramientas mecánicas optimizadas para esta finalidad. Estas herramientas están diseñadas para ofrecer soporte en la manipulación de los tejidos sin que el terapeuta tenga que aplicar una fuerza excesiva, protegiendo así la integridad de sus manos.

Nuestro enfoque en el diseño mecánico de estas herramientas se centra en las estructuras de la mano que se utilizan con mayor frecuencia durante el tratamiento de tejidos blandos, y que son las más susceptibles al esfuerzo repetitivo. Las áreas más afectadas incluyen el dedo pulgar, los nudillos, el puño y la pinza formada por el dedo pulgar y el dedo índice. Estos componentes de la mano se han tomado como referencia fundamental para el diseño de las herramientas de Hands Pro, con el objetivo de ofrecer ventajas mecánicas que optimicen el rendimiento del fisioterapeuta mientras se protege su bienestar físico.

Este diseño innovador no solo busca mejorar la eficacia en el tratamiento de los pacientes, sino también preservar la salud y la funcionalidad de las manos del profesional, permitiendo una práctica más sostenible y menos agotadora.

BASES MECÁNICAS DE HANDS PRO

La formulación de los principios mecánicos que sustentan el diseño de las herramientas Hands Pro se fundamenta en las teorías formuladas por Isaac Newton, cuyas ideas exploraremos a lo largo de este capítulo. Estas teorías proporcionan una explicación detallada de cómo y por qué nuestras herramientas están diseñadas para facilitar el trabajo del fisioterapeuta al reducir significativamente la carga física impuesta sobre sus manos.

Las leyes del movimiento de Newton, en particular, nos ofrecen un marco sólido para entender cómo las fuerzas y los momentos se distribuyen y actúan en diferentes contextos. Estas leyes permiten analizar de manera precisa cómo se transfieren las fuerzas a través de las herramientas y cómo estas pueden ser optimizadas para mejorar la eficacia del trabajo manual mientras se minimiza el esfuerzo físico del usuario.

Al aplicar los principios de la física newtoniana, hemos podido diseñar herramientas que no solo replican la funcionalidad de la manipulación manual directa, sino que también proporcionan un soporte adicional que distribuye la carga de manera más equitativa. Esto se traduce en una reducción del estrés y la fatiga en las manos del fisioterapeuta, permitiéndole realizar su trabajo de manera más eficiente y con menor riesgo de lesiones a largo plazo.

La integración de estos principios físicos en el diseño de Hands Pro asegura que cada herramienta esté equipada para manejar las fuerzas involucradas en el tratamiento de tejidos blandos, optimizando el rendimiento sin comprometer la comodidad y la salud del profesional. A lo largo de este capítulo, profundizaremos en cómo estos conceptos mecánicos han influido en el desarrollo de nuestras herramientas y en cómo contribuyen a mejorar la experiencia tanto para el terapeuta como para el paciente.

LEYES DE NEWTON
Primera Ley de Newton

Para lograr un estado de equilibrio en cualquier sistema, es fundamental que los componentes horizontales de las fuerzas aplicadas a un objeto se anulen entre sí. Esta anulación mutua es esencial para mantener la estabilidad y prevenir el movimiento no deseado. El concepto de equilibrio se puede analizar desde dos perspectivas principales: el equilibrio en el plano y el equilibrio en el espacio.

Equilibrio en el plano

En el contexto del equilibrio en un plano, que se refiere a un entorno bidimensional, es crucial que las fuerzas horizontales actúen de tal manera que sus componentes se cancelen entre sí. Esto implica que las sumas algebraicas de todas las fuerzas horizontales en la dirección X y en la dirección Y deben ser cero. De esta forma, el objeto no experimentará ningún desplazamiento en ninguna dirección horizontal. En términos más concretos, si se considera un objeto sobre una superficie plana, cualquier fuerza aplicada en una dirección específica debe ser contrarrestada por una fuerza equivalente en la dirección opuesta para asegurar que el objeto permanezca en reposo o se desplace de manera controlada.

Equilibrio en el espacio

Por otro lado, el equilibrio en el espacio, que se refiere a un entorno tridimensional, incluye consideraciones adicionales relacionadas con las fuerzas que actúan en tres dimensiones. En este caso, no solo es necesario que las fuerzas horizontales se cancelen, sino también que las fuerzas aplicadas en la dirección vertical y los momentos generados por estas fuerzas se equilibren. Para mantener el equilibrio en el espacio, es necesario que la suma de todas las fuerzas y momentos que actúan sobre el objeto sea cero. Esto significa que no solo las fuerzas horizontales deben contrarrestarse, sino que los momentos respecto a cualquier punto de referencia también deben equilibrarse para evitar cualquier rotación no deseada del objeto.

En resumen, para mantener el equilibrio de un objeto tanto en un plano como en un espacio tridimensional, es fundamental que las fuerzas aplicadas se distribuyan de manera que sus componentes horizontales y verticales se compensen adecuadamente. Esto asegura que el objeto permanezca estable, sin inclinaciones ni desplazamientos imprevistos.

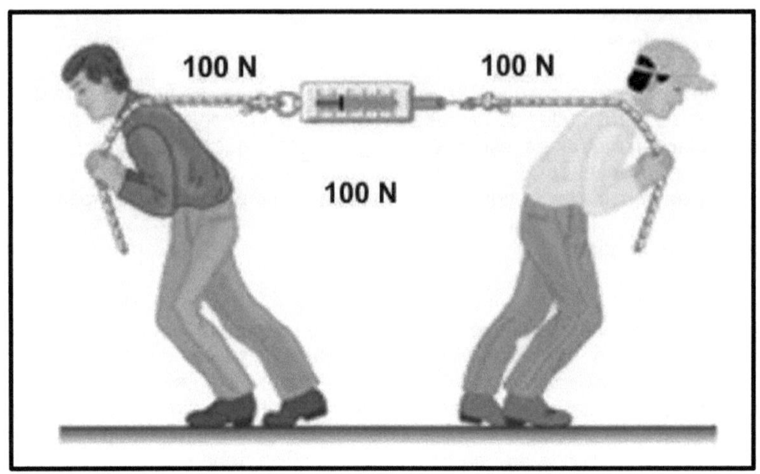

Primera condición de equilibrio en el plano

Para que un sistema se mantenga en equilibrio, es esencial que se cumplan dos condiciones fundamentales. En primer lugar, la suma vectorial de todas las fuerzas que actúan sobre un objeto, tanto las que se aplican como las que no se aplican, debe ser igual a cero. En otras palabras, no debe haber un desequilibrio que provoque movimiento en ninguna dirección. Además, en segundo lugar, la suma de los momentos generados por estas fuerzas, calculados con respecto a cualquier punto específico, también debe ser cero. Esto garantiza que el objeto no experimentará rotación o giro no deseado.

Aplicando estos principios al ámbito de la fisioterapia, cuando un terapeuta realiza una intervención sobre un músculo, ya sea utilizando las manos directamente o empleando herramientas especializadas como Hands Pro, es crucial considerar cómo estas fuerzas se aplican. La fuerza ejercida por el fisioterapeuta debe ser suficiente para superar la resistencia del músculo objetivo. Si el músculo presenta un tono elevado o una resistencia mayor, el terapeuta deberá aplicar una fuerza más significativa para lograr el efecto deseado.

Esta aplicación de fuerzas también debe tener en cuenta la eficacia de las herramientas utilizadas. Las herramientas como Hands Pro están diseñadas para permitir una aplicación precisa y controlada de la fuerza, ayudando a los fisioterapeutas a alcanzar el equilibrio necesario para una intervención efectiva sin comprometer la estabilidad del sistema. Por lo tanto, la correcta aplicación de la fuerza y la comprensión de cómo estas fuerzas deben equilibrarse son esenciales para maximizar los resultados del tratamiento y asegurar el bienestar tanto del paciente como del terapeuta.

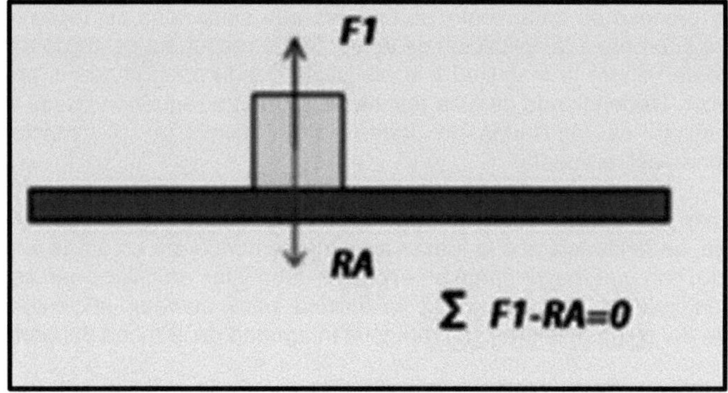

Cuando se aplica el concepto de equilibrio a una técnica manual de fisioterapia, podemos desglosar el proceso de la siguiente manera:

Distribución de la Fuerza en el Brazo del Profesional: La técnica manual en cuestión implica que toda la fuerza generada por el fisioterapeuta se concentra en un solo brazo. Esto significa que el brazo del profesional asume la totalidad del esfuerzo necesario para llevar a cabo la intervención en el tejido afectado.

Concentración de la Carga en el Primer Dedo: En el contexto de esta técnica, la carga aplicada se dirige específicamente al primer dedo de la mano, que juega un papel crucial en la transferencia de la fuerza al tejido. La eficiencia de la técnica depende en gran medida de la capacidad de este dedo para soportar y transmitir la presión.

Aplicación de la Primera Ley de Equilibrio: Según la primera ley de equilibrio, cuando se trabaja con tejidos que presentan una mayor resistencia, la fuerza que se debe aplicar a través del primer dedo debe incrementarse proporcionalmente. Este aumento en la fuerza requerida genera una presión adicional en las articulaciones del pulgar, dado que el primer dedo debe soportar una carga más significativa.

Transmisión de la Fuerza a través de los Dedos y Articulaciones: La dinámica de la técnica manual revela que toda la fuerza ejercida sobre un área específica del tejido se transmite a través de los dedos y las articulaciones de la mano del profesional. Por lo tanto, a medida que la resistencia del tejido aumenta, también lo hace la carga que debe soportar la mano del terapeuta. Esta situación puede generar un estrés considerable en las articulaciones, particularmente en el pulgar y los dedos.

Respuesta del Tejido y Ajuste de la Fuerza: Al analizar un diagrama de fuerzas durante el proceso de tratamiento, se observa que cada zona del tejido responde de manera diferente a la aplicación de la fuerza. La respuesta del tejido a la fuerza aplicada determinará la magnitud y la efectividad de la presión que el profesional debe ejercer. Dependiendo de esta respuesta, la fuerza requerida puede ajustarse para optimizar los resultados del tratamiento y minimizar el impacto en las articulaciones del terapeuta.

En resumen, al aplicar estos principios de equilibrio a la técnica manual en fisioterapia, se evidencia que la fuerza aplicada se concentra en áreas específicas de la mano, con una mayor carga en el primer dedo y las articulaciones asociadas. Este entendimiento permite ajustar la técnica para manejar eficientemente la resistencia del tejido, mientras se protege la integridad de la mano del profesional.

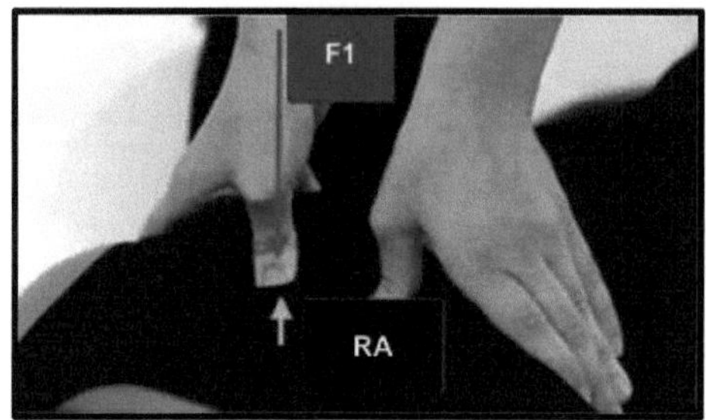

Análisis de la aplicación de fuerzas, según la 1ra. ley de equilibrio.

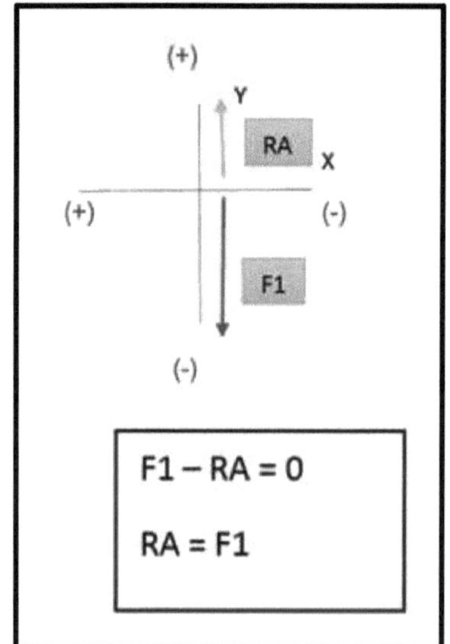

Análisis de la aplicación de fuerzas sobre los tejidos: 1ra. ley de equilibrio, haciendo uso de los dedos.

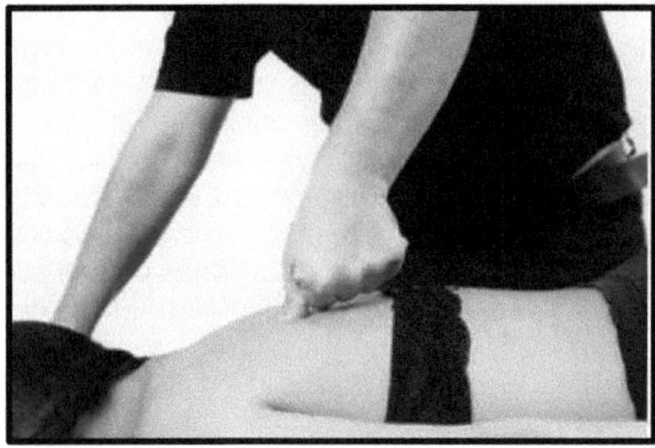

Diagrama de fuerzas usando el dedo pulgar

Aplicación de la Primera Condición de Equilibrio con Manipulación Instrumental: El Tumi Healer

La implementación de la primera condición de equilibrio en la manipulación instrumental, utilizando herramientas como el Tumi Healer, se puede analizar de manera detallada para comprender cómo se optimiza la aplicación de fuerzas en el proceso terapéutico.

Distribución de la Fuerza en el Área de Trabajo: Al utilizar el Tumi Healer, la fuerza que se transfiere al área específica de tratamiento es la combinación de dos fuerzas distintas, denominadas F1 y F2. Estas fuerzas se suman para producir el efecto deseado en el tejido. La ventaja de esta metodología es que permite distribuir la carga de manera más equitativa, en lugar de concentrarla en una sola área.

Reducción de la Carga en Cada Brazo: Un beneficio clave del uso de la herramienta es que la fuerza aplicada por el fisioterapeuta se divide entre ambos brazos. Esto significa que la carga total que el profesional necesita ejercer se reparte equitativamente entre los dos brazos, reduciendo significativamente el esfuerzo necesario de cada uno. Así, la fuerza efectiva que el profesional debe aplicar a través de la herramienta se reduce a la mitad en comparación con el esfuerzo requerido si se trabajara manualmente sin asistencia.

Participación de Músculos Grandes en el Soporte de la Fuerza: La herramienta Tumi Healer permite que la fuerza aplicada en el área de tratamiento sea soportada principalmente por músculos grandes y robustos, como los bíceps y tríceps. Estos músculos están mejor equipados para manejar y distribuir la fuerza, en contraste con los músculos más pequeños y las articulaciones finas que se usarían en una técnica manual directa. La transferencia de la carga a estos músculos grandes minimiza el impacto en las articulaciones más pequeñas y delicadas.

Protección de las Articulaciones Pequeñas: Al utilizar el Tumi Healer, las articulaciones pequeñas, que a menudo actúan como puntos de estabilización en la mano, no experimentan una sobrecarga directa. En lugar de someter a los dedos y articulaciones menores a una presión intensa, la herramienta permite que estas articulaciones se mantengan en una posición de apoyo sin recibir una carga excesiva. Esto contribuye a una reducción significativa del riesgo de lesión y fatiga en las articulaciones pequeñas durante el tratamiento. En conclusión, la aplicación de la primera condición de equilibrio mediante la manipulación instrumental con herramientas como el Tumi Healer optimiza la distribución de la fuerza aplicada durante el tratamiento. Al dividir la carga entre ambos brazos, utilizar músculos grandes para soportar la fuerza, y reducir la carga en las articulaciones pequeñas, se mejora la eficiencia del tratamiento y se protege la integridad física del profesional.

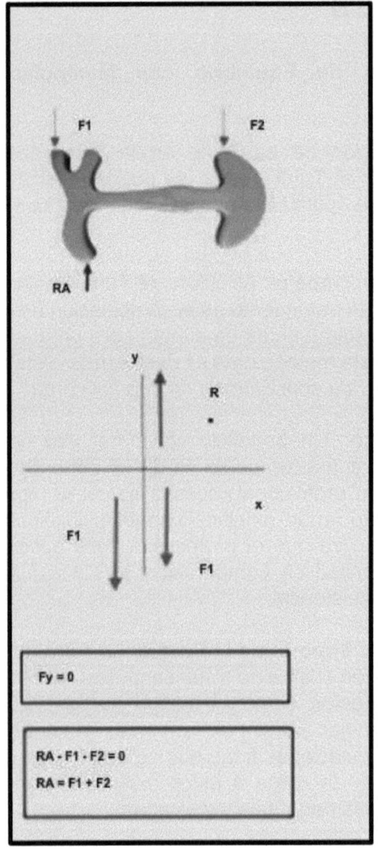

Diagrama de fuerzas usando el Tumi Healer.

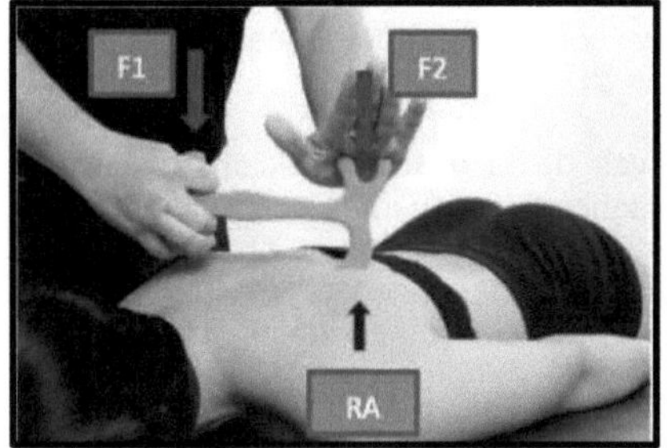

Diagrama de fuerzas usando el Tumi Healer, en el cuerpo.

Segunda condición de equilibrio en el plano

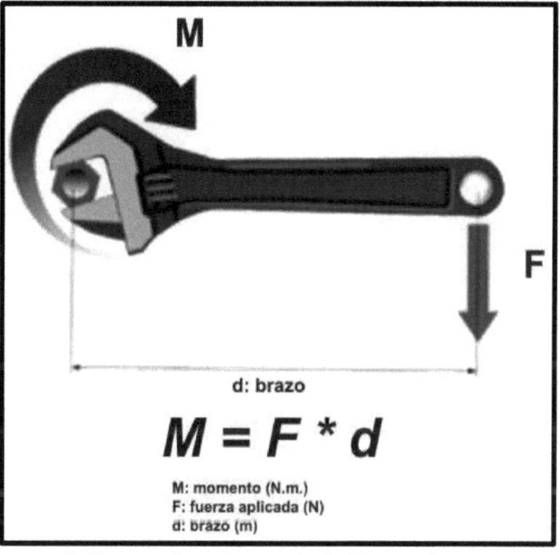

Como se ha establecido previamente, para que un sistema esté en equilibrio, es esencial que la suma total de todas las fuerzas aplicadas y no aplicadas sobre el objeto sea igual a cero. Además, la suma de las fuerzas alrededor de cualquier punto específico debe ser igualmente nula. Esta primera condición de equilibrio es fundamental para mantener la estabilidad y evitar movimientos no deseados. La segunda condición de equilibrio es crucial para analizar y confirmar la ventaja mecánica proporcionada por el Tumi Healer. A continuación, detallaremos cómo se aplica esta condición en el contexto de la herramienta:

Diagrama de Fuerzas con el Tumi Healer: Para evaluar la ventaja mecánica del Tumi Healer, primero es necesario diagramar las fuerzas que actúan sobre la herramienta. Esto implica trazar una línea de fuerzas que represente todas las fuerzas involucradas en el proceso de tratamiento. Este diagrama ayuda a visualizar cómo las fuerzas se distribuyen y cómo interactúan entre sí.

Descomposición de las Fuerzas: Una vez que se ha diagramado el sistema de fuerzas, el siguiente paso es descomponer estas fuerzas en sus componentes individuales. Este proceso de descomposición permite que cada fuerza sea analizada de manera más precisa, facilitando la formulación de una ecuación que permita evaluar la fuerza final efectiva que se aplica en el tratamiento. La descomposición es clave para entender cómo cada componente de fuerza contribuye al resultado global.

Determinación de la Fuerza F2: A través de la descomposición de fuerzas, podemos determinar específicamente la magnitud de la fuerza F2. Esta información es esencial para conocer la cantidad exacta de fuerza que el profesional debe ejercer al utilizar el Tumi Healer. Conociendo F2, podemos evaluar cómo la herramienta optimiza la aplicación de fuerza en comparación con métodos manuales tradicionales.

Cálculo de la Ventaja Mecánica: Utilizando la segunda condición de equilibrio, podemos calcular la ventaja mecánica que el Tumi Healer proporciona al profesional. Esta ventaja mecánica está directamente relacionada con el tamaño de la palanca aplicada. La palanca es el componente clave que amplifica la fuerza aplicada, permitiendo al terapeuta realizar un trabajo más efectivo con menos esfuerzo físico. Mediante el análisis del tamaño y la configuración de la palanca en el Tumi Healer, se puede determinar cómo esta herramienta mejora la eficiencia del tratamiento al reducir la carga física sobre el terapeuta.

En resumen, la aplicación de la segunda condición de equilibrio nos permite entender y confirmar la ventaja mecánica del Tumi Healer mediante la diagramación y descomposición de las fuerzas involucradas. Esta evaluación es fundamental para demostrar cómo el diseño de la herramienta optimiza el rendimiento del fisioterapeuta, ofreciendo una ventaja significativa en la aplicación de fuerza durante el tratamiento.

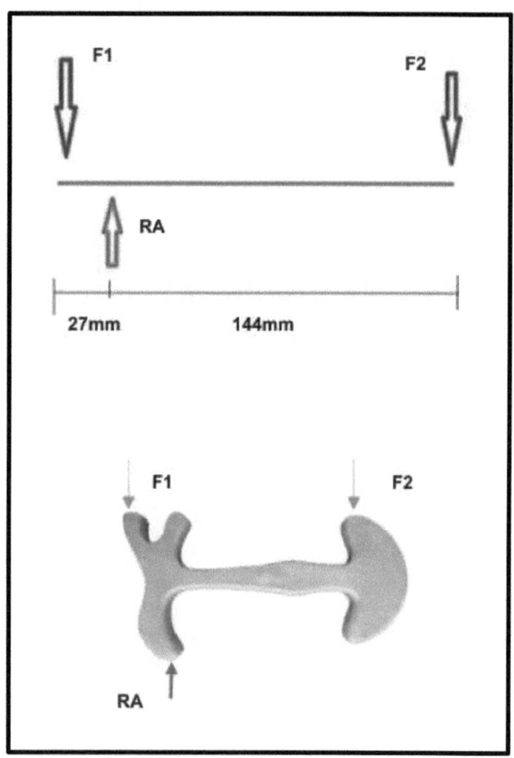

Fuerzas en el Tumi Healer. descomposición de fuerzas

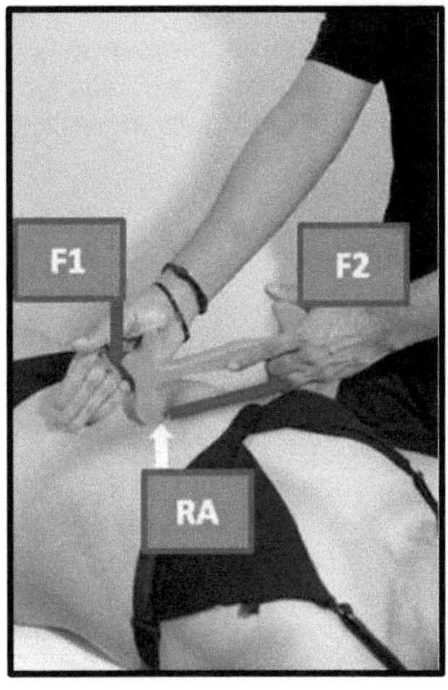

$$\Sigma M = 0$$

$$F1 \times d1 - F2 \times d2 = 0$$

$$F1 \times d1 = F2 \times d2$$

$$F2 = \frac{F1 \times d1}{d2}$$

En la física y en el contexto de la ingeniería de herramientas, es importante entender la relación entre unidades de medida para la fuerza. En este caso, se establece que un kilogramo de fuerza (kgf) es equivalente a 9.8 newtons (N). Este valor de 9.8 N corresponde a la fuerza gravitacional que actúa sobre un objeto con una masa de 1 kg en la superficie terrestre, donde la aceleración debida a la gravedad es aproximadamente 9.8 m/s².

Para ilustrar la aplicación de la fuerza en la manipulación con herramientas como el Tumi Healer, supongamos que estamos trabajando con una fuerza de 10 N. Esta fuerza es una medida que representa la cantidad de empuje o tracción aplicada durante el uso de la herramienta. En términos prácticos, esta cantidad de fuerza se traduce en la manipulación efectiva del tejido o el material en cuestión, y su efecto puede ser evaluado en función de la capacidad de la herramienta para transmitir esta fuerza de manera eficiente.

Además, es relevante considerar las dimensiones de la herramienta en el análisis de su eficacia. En este caso, el Tumi Healer tiene una longitud de 144 mm. Esta medida es crucial para determinar cómo se distribuye y aplica la fuerza a lo largo de la herramienta. La longitud de la herramienta influye directamente en el momento de fuerza, que es el producto de la fuerza aplicada y la distancia desde el punto de aplicación de la fuerza hasta el punto de rotación o apoyo. En el contexto de la ventaja mecánica, una herramienta más larga puede ofrecer una mayor palanca, lo que permite al profesional ejercer una fuerza efectiva con menos esfuerzo.

Para resumir, cuando se trabaja con herramientas como el Tumi Healer, es esencial considerar la relación entre las unidades de fuerza y las dimensiones de la herramienta. En este caso, sabemos que 1 kgf es equivalente a 9.8 N y que estamos aplicando una fuerza de 10 N. La longitud del Tumi Healer, que es de 144 mm, juega un papel clave en la distribución y aplicación de esta fuerza, afectando la eficiencia y efectividad del tratamiento. Este análisis permite optimizar el uso de la herramienta y asegurar que se aproveche al máximo la fuerza aplicada para lograr los mejores resultados en la manipulación terapéutica.

Ejemplo de Aplicación de Palanca con el Tumi Healer

$$F2 = \frac{10N \times 0{,}027m}{0.144\ m} = 1{,}875N$$

Para ilustrar cómo se aplica el concepto de palanca en el uso del Tumi Healer, consideremos el siguiente ejemplo práctico. En este caso, vamos a evaluar el efecto de la longitud de la palanca de la herramienta, que tiene una medida específica de 144 mm.

Definición de la Palanca Verdadera: La palanca verdadera de una herramienta es el componente efectivo que amplifica la fuerza aplicada. En nuestro caso, la longitud de esta palanca es de 144 mm. La longitud de la palanca es un factor crítico en el diseño de herramientas ergonómicas y efectivas, ya que determina la capacidad de la herramienta para magnificar la fuerza aplicada por el usuario.

Aplicación de la Fuerza: Supongamos que, utilizando esta palanca de 144 mm, el Tumi Healer permite aplicar una fuerza específica sobre un punto objetivo. Para evaluar la eficacia de la herramienta en esta configuración, se determina que el resultado de la aplicación de la fuerza es de 1,875 N. Esta medida representa la cantidad de fuerza efectiva que se transfiere al tejido o área de tratamiento mediante el uso de la herramienta.

Cálculo de la Fuerza Aplicada: La relación entre la longitud de la palanca y la fuerza aplicada se puede expresar mediante la fórmula de palanca, que involucra la distancia desde el punto de aplicación de la fuerza hasta el punto de apoyo, así como la magnitud de la fuerza aplicada. En este ejemplo, la longitud de la palanca de 144 mm se traduce en una fuerza efectiva de 1,875 N, demostrando cómo la herramienta amplifica la fuerza inicial aplicada por el usuario para alcanzar un resultado específico.

Interpretación del Resultado: El resultado obtenido de 1,875 N indica la cantidad de fuerza que se ha logrado generar y transferir a través de la palanca de 144 mm del Tumi Healer. Esta fuerza es crucial para la eficacia del tratamiento, ya que una mayor fuerza aplicada puede traducirse en un impacto más significativo sobre el tejido, lo que puede ser beneficioso para alcanzar los objetivos terapéuticos deseados.

Importancia del Diseño de la Palanca: La longitud de la palanca de 144 mm en el Tumi Healer es un ejemplo claro de cómo el diseño ergonómico y funcional de las herramientas puede mejorar la eficacia del tratamiento. Una palanca de mayor longitud permite que el profesional aplique una fuerza efectiva con menor esfuerzo físico, lo que optimiza el rendimiento y la comodidad durante el uso de la herramienta.

En resumen, al considerar el uso del Tumi Healer con una palanca de 144 mm y obtener un resultado de 1,875 N, podemos observar cómo la longitud de la palanca influye en la cantidad de fuerza efectiva que se puede aplicar. Este análisis demuestra la importancia del diseño de herramientas en la amplificación de la fuerza aplicada y su impacto en la efectividad del tratamiento terapéutico.

Ejemplo de Aplicación de Palanca Supuesta con el Tumi Healer

$$F2 = 10N \, x \, 0{,}027m = 2.7\,N$$
$$0.100\,m$$

Para comprender el impacto de diferentes longitudes de palanca en la aplicación de fuerza con el Tumi Healer, consideremos un segundo ejemplo en el que se utiliza una palanca de longitud supuesta de 0.100 metros (o 100 mm). Este ejemplo ilustra cómo una palanca de menor longitud puede afectar la cantidad de fuerza generada y aplicada durante el uso de la herramienta.

Definición de la Palanca Supuesta: En este contexto, la "palanca supuesta" se refiere a la longitud hipotética o teórica de la palanca que se utiliza para evaluar el desempeño de la herramienta. En este caso, la longitud supuesta de la palanca es de 0.100 metros. Aunque esta longitud es menor en comparación con otras palancas más largas, proporciona una base para entender cómo diferentes longitudes pueden influir en la fuerza aplicada.

Aplicación de la Fuerza: Al utilizar la palanca supuesta de 0.100 metros en el Tumi Healer, se mide la fuerza resultante aplicada sobre el área de tratamiento. En este ejemplo, el resultado obtenido es de 1,875 N. Esta medida representa la cantidad efectiva de fuerza que se transfiere al tejido objetivo mediante la palanca de longitud supuesta.

Cálculo y Evaluación de la Fuerza Generada: La fuerza generada y aplicada a través de una palanca de longitud supuesta puede ser evaluada mediante fórmulas de palanca que relacionan la longitud de la palanca con la magnitud de la fuerza aplicada. A pesar de la longitud reducida de la palanca en este caso, el resultado de 1,875 N demuestra que la herramienta sigue siendo capaz de generar una cantidad significativa de fuerza.

Interpretación del Resultado: El hecho de que la fuerza resultante sea de 1,875 N con una palanca supuesta de 0.100 metros sugiere que, aunque la palanca es más corta, la herramienta sigue siendo efectiva en la aplicación de fuerza. Sin embargo, la relación entre la longitud de la palanca y la fuerza aplicada puede indicar que una palanca más corta puede requerir un mayor esfuerzo por parte del usuario para alcanzar la misma cantidad de fuerza que una palanca más larga.

Importancia del Diseño de la Palanca en el Rendimiento: Este ejemplo ilustra la importancia del diseño y la longitud de la palanca en el rendimiento general de la herramienta. Una palanca más corta, como la de 0.100 metros en este caso, puede influir en la cantidad de fuerza que se necesita aplicar para lograr un resultado específico. A pesar de la longitud reducida, el Tumi Healer demuestra su capacidad para generar una fuerza considerable, aunque puede requerir ajustes en la técnica o en el diseño para optimizar aún más el rendimiento.

En conclusión, al evaluar el uso del Tumi Healer con una palanca de longitud supuesta de 0.100 metros y obtener un resultado de 1,875 N, podemos observar cómo la longitud de la palanca afecta la cantidad de fuerza generada. Este análisis destaca la relación entre el diseño de la herramienta y su eficacia, subrayando la importancia de considerar diferentes longitudes de palanca para lograr el máximo rendimiento en el tratamiento.

Conclusiones
En el ejemplo 1 se usa una palanca mayor (0.144m).
En el ejemplo 2 se usa una palanca menor (0.100m).

Aplicación de la Ley de Newton en el Diseño del Tumi Healer: Ventaja Mecánica y Reducción de Sobrecarga

La Ley de Newton, en su formulación práctica, nos dice que, a mayor longitud de la palanca, menor será la fuerza necesaria para aplicar un esfuerzo determinado. Este principio fundamental se refleja de manera significativa en el diseño mecánico del Tumi Healer, una herramienta desarrollada para optimizar el trabajo del fisioterapeuta y reducir la carga sobre las manos del profesional.

Ventaja Mecánica del Diseño

El Tumi Healer ha sido diseñado con una palanca considerablemente más larga en comparación con la palanca natural que se genera al usar las falanges de la mano. Esta característica esencial del diseño permite una ventaja mecánica considerable. La palanca extendida del Tumi Healer facilita que el fisioterapeuta aplique la misma cantidad de fuerza sobre los tejidos con un esfuerzo significativamente menor en comparación con la fuerza que se necesitaría al utilizar únicamente las manos. Esta ventaja mecánica se traduce en una reducción de la fatiga y la sobrecarga en las manos del profesional, permitiendo un trabajo más eficiente y menos agotador durante sesiones prolongadas.

Uso de Músculos Grandes

En la práctica de manipulación con el Tumi Healer, el fisioterapeuta se apoya en músculos grandes del cuerpo, como el dorsal ancho, bíceps y tríceps, para realizar el trabajo. Estos músculos, al ser más grandes y robustos, están mejor equipados para manejar cargas mayores sin causar una fatiga significativa. Al utilizar estas estructuras musculares en lugar de depender únicamente de los músculos más pequeños y delicados de las manos, se minimiza la sobrecarga y el riesgo de lesiones en las manos del profesional. Este enfoque permite que el fisioterapeuta mantenga un alto nivel de rendimiento y eficiencia durante las sesiones de tratamiento, sin comprometer su bienestar físico.

Reducción de la Carga sobre el Dedo Pulgar

Un aspecto crítico del diseño del Tumi Healer es su capacidad para minimizar la carga sobre el dedo pulgar del profesional. Tradicionalmente, el dedo pulgar es una de las áreas más susceptibles a la fatiga y al estrés durante la manipulación manual. El Tumi Healer está diseñado para asegurar que la fuerza aplicada no recaiga significativamente sobre este dedo, reduciendo la necesidad de una presión intensa y prolongada que podría provocar dolor o lesiones. Al distribuir la carga de manera más equitativa a lo largo de la herramienta y emplear la ventaja mecánica de la palanca, el diseño del Tumi Healer alivia la tensión en el dedo pulgar, contribuyendo a una experiencia de trabajo más cómoda y sostenible.

En resumen, la implementación de la Ley de Newton en el diseño del Tumi Healer demuestra claramente cómo una mayor longitud de palanca puede reducir la cantidad de fuerza requerida para aplicar una presión efectiva sobre los tejidos. Este diseño ingenioso no solo facilita el trabajo del fisioterapeuta al permitir una aplicación de fuerza más eficiente, sino que también protege las manos del profesional al redistribuir la carga y minimizar la dependencia de los músculos y estructuras más pequeñas y vulnerables. Al aprovechar la ventaja mecánica y reducir la carga sobre el dedo pulgar, el Tumi Healer ofrece una solución práctica y ergonómica para mejorar la eficiencia y el confort en la práctica de la fisioterapia.

Sinopsis Ampliada

La manipulación instrumental en el campo de la fisioterapia se fundamenta en una combinación de principios neurofisiológicos y mecánicos que, en conjunto, optimizan la eficacia de las técnicas terapéuticas.

Aspectos Neurofisiológicos

En cuanto a los factores neurofisiológicos, la manipulación instrumental influye en diversos procesos corporales esenciales. Uno de los efectos más significativos es el impacto sobre la circulación sanguínea. La movilización de tejidos mediante técnicas instrumentales promueve una mayor perfusión sanguínea en las áreas tratadas, lo que a su vez mejora la oxigenación de los tejidos y favorece una reparación más eficiente. Este incremento en el flujo sanguíneo resulta en una respuesta fisiológica positiva que optimiza la curación y revitalización de los tejidos afectados.

Además, la manipulación instrumental ejerce un efecto directo sobre la movilización celular y del sistema neural. Al intervenir en los tejidos blandos, estas técnicas facilitan la liberación de áreas rígidas y tejidos acortados, promoviendo así la recuperación de componentes neurales que estaban atrapados en dichas zonas. Esta liberación neural es crucial, ya que contribuye a una notable reducción del dolor y a una mejora general en la funcionalidad.

Aspectos de Fascia y Músculos

La manipulación de la fascia y los músculos también juega un papel fundamental en las técnicas instrumentales. Al movilizar estos tejidos específicos, se restaura su función normal, lo cual tiene un impacto positivo en la reducción del dolor y en la mejora de la funcionalidad general. La restauración de la movilidad y la elasticidad en estos tejidos resulta en una recuperación más eficaz y en una mayor comodidad para el paciente.

Aspectos Mecánicos

En paralelo a los beneficios neurofisiológicos, la base mecánica de la manipulación instrumental es igualmente crucial. Herramientas como el Tumi Healer están diseñadas siguiendo principios físicos fundamentales, específicamente las teorías de Newton sobre equilibrio y palancas. La ventaja mecánica proporcionada por estas herramientas permite al profesional aplicar una fuerza más eficiente con menor esfuerzo en comparación con el uso exclusivo de las manos. La aplicación de estos conceptos mecánicos resulta en una mayor eficacia durante el tratamiento, al reducir la carga sobre las manos del terapeuta y optimizar la transferencia de fuerza a los tejidos.

En resumen, la manipulación instrumental combina conocimientos neurofisiológicos y mecánicos para mejorar el tratamiento de los tejidos blandos. La influencia positiva en la circulación, la liberación neural y la restauración de la función muscular y fascial se complementa con la ventaja mecánica proporcionada por herramientas especialmente diseñadas. Este enfoque integrado asegura una restauración efectiva y un equilibrio óptimo en el tratamiento de las disfunciones músculo esqueléticas, destacando la relevancia de ambos aspectos en el diseño y aplicación de técnicas instrumentales en la fisioterapia.

CAPÍTULO 4

INDICACIONES, CONTRAINDICACIONES Y CUIDADOS

Indicaciones para la Manipulación Instrumental

La manipulación instrumental es una técnica terapéutica altamente eficaz diseñada para abordar una variedad de disfunciones en los tejidos blandos. Estas técnicas son especialmente útiles en casos donde los tejidos afectados presentan desequilibrios funcionales que requieren intervención para restablecer su funcionalidad óptima. A continuación, se describen en detalle las indicaciones para la manipulación instrumental, así como las contraindicaciones y recomendaciones, el cuidado de las herramientas y un resumen general.

Indicaciones

La manipulación instrumental está particularmente indicada para tratar disfunciones en los tejidos blandos, tales como músculos, ligamentos, tendones y fascia, que presentan alteraciones en su equilibrio funcional. Estos trastornos pueden manifestarse en diversas formas, incluyendo dolor crónico, rigidez, restricciones en el rango de movimiento, y otros síntomas asociados con lesiones o condiciones músculo esqueléticas.

El uso de la manipulación instrumental debe ser guiado por las siguientes consideraciones:

Objetivo Terapéutico: El objetivo de la intervención debe estar claramente definido. Dependiendo de si se busca aliviar el dolor, mejorar la movilidad, o restaurar la función normal del tejido, se seleccionarán diferentes técnicas de manipulación instrumental.

Tipo de Tejido: La elección de la técnica adecuada también dependerá del tipo específico de tejido que se va a tratar. Diferentes tejidos requieren enfoques distintos para abordar eficazmente las disfunciones presentes.

Grado de Lesión: La severidad de la lesión o disfunción en el tejido influye en la técnica a emplear. Lesiones más graves pueden requerir técnicas más específicas y una evaluación cuidadosa del progreso.

Tiempo de Evolución de la Lesión: El tiempo que ha pasado desde la aparición de la lesión es otro factor determinante. Lesiones agudas, subagudas y crónicas pueden necesitar enfoques diferentes para una intervención efectiva.

Contraindicaciones y Recomendaciones

Es fundamental tener en cuenta las contraindicaciones para evitar la aplicación de técnicas de manipulación instrumental en situaciones donde podrían ser perjudiciales. Algunas contraindicaciones incluyen infecciones agudas, fracturas no consolidadas, y ciertas enfermedades dermatológicas. Las recomendaciones específicas para el uso de técnicas de manipulación instrumental deben ser consideradas para optimizar la eficacia y seguridad del tratamiento.

Cuidados de las Herramientas

El mantenimiento adecuado de las herramientas de manipulación instrumental es crucial para asegurar su efectividad y durabilidad. Las herramientas deben ser limpiadas y desinfectadas después de cada uso para prevenir la contaminación. Es importante seguir las instrucciones del fabricante para el cuidado y almacenamiento de las herramientas, garantizando que se mantengan en condiciones óptimas para su uso clínico.

En conclusión, la manipulación instrumental es una técnica valiosa para tratar disfunciones de los tejidos blandos y restaurar su equilibrio funcional. Las indicaciones para su uso deben basarse en objetivos terapéuticos claros, el tipo de tejido, el grado y el tiempo de evolución de la lesión. Se deben seguir criterios clínicos rigurosos para garantizar la aplicación adecuada de las técnicas. Además, es esencial tener en cuenta las contraindicaciones y recomendaciones pertinentes, así como el cuidado adecuado de las herramientas para asegurar su eficacia y longevidad. Indicaciones de las técnicas de Hands Pro con base en las diferentes técnicas:

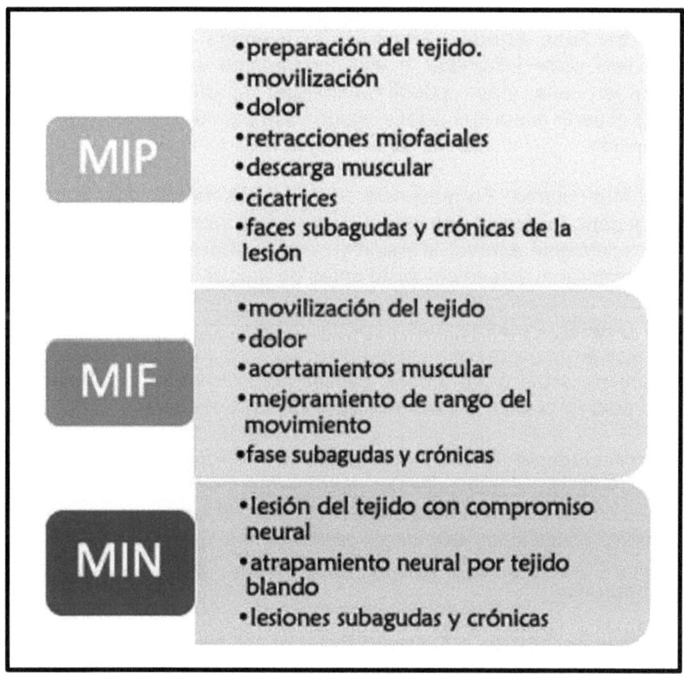

Contraindicaciones y Recomendaciones para la Manipulación Instrumental

El uso de técnicas de manipulación instrumental en fisioterapia requiere una consideración cuidadosa de las contraindicaciones y la implementación de recomendaciones específicas para garantizar la seguridad y efectividad del tratamiento. A continuación, se detallan las precauciones y cuidados necesarios al aplicar técnicas de manipulación instrumental.

Contraindicaciones

Heridas Abiertas o No Cicatrizadas: La manipulación instrumental debe evitarse en áreas donde existan heridas abiertas o que no hayan completado su proceso de cicatrización. La aplicación de técnicas sobre estas áreas podría aumentar el riesgo de infecciones y retrasar el proceso de curación.

Sospecha de Fisuras o Fracturas: En el caso de sospecha de fisuras o fracturas óseas, la manipulación instrumental puede agravar la lesión o interferir con la recuperación adecuada. Es fundamental realizar una evaluación exhaustiva y confirmar la integridad ósea antes de proceder con cualquier tratamiento.

Esguinces en Fase Aguda: Durante la fase aguda de un esguince, el tejido afectado suele estar inflamado y extremadamente sensible. La manipulación instrumental en esta etapa puede intensificar el dolor y la inflamación. Se recomienda esperar hasta que la fase aguda haya pasado antes de aplicar técnicas de manipulación.

Desgarros Musculares: En presencia de desgarros musculares, la manipulación instrumental debe realizarse con precaución. La aplicación inadecuada de técnicas podría potencialmente agravar la lesión y retrasar el proceso de recuperación. Es esencial considerar el estado del tejido antes de aplicar cualquier técnica.

Fragilidad Capilar: Pacientes con fragilidad capilar, donde los vasos sanguíneos son propensos a romperse fácilmente, deben ser tratados con especial cuidado. La manipulación en estas áreas puede causar hematomas o moretones. Se debe ajustar la presión y la técnica para minimizar el riesgo de daño.

Problemas Vasculares: En presencia de problemas vasculares, como trombosis o insuficiencia venosa, la manipulación instrumental podría complicar la condición existente. Es crucial evitar técnicas que puedan afectar negativamente la circulación o exacerbar las condiciones vasculares preexistentes.

Recomendaciones

Uso Moderado de Aceites o Cremas: Evitar el uso excesivo de aceites o cremas durante la manipulación instrumental. Aunque estas sustancias pueden facilitar el deslizamiento de la herramienta, un exceso puede dificultar el control y la precisión del tratamiento.

Mantenimiento de la Superficie de la Herramienta: Asegurarse de que la superficie de la herramienta de manipulación se mantenga en óptimas condiciones, sin alteraciones ni daños. Las superficies dañadas pueden afectar la eficacia del tratamiento y la comodidad del paciente.

Control de la Fuerza Aplicada: La ventaja mecánica proporcionada por las herramientas puede resultar en una presión mayor sobre el tejido. Es fundamental controlar la fuerza aplicada durante el tratamiento para evitar daños y asegurar que el tratamiento sea efectivo y seguro.

En resumen, la manipulación instrumental ofrece una variedad de beneficios para el tratamiento de disfunciones de tejidos blandos, pero su aplicación debe ser manejada con cuidado. Se deben observar estrictas contraindicaciones para evitar complicaciones y se deben seguir recomendaciones específicas para asegurar la seguridad y efectividad del tratamiento. La atención a estos aspectos garantizará una intervención eficaz y segura, optimizando los resultados terapéuticos y protegiendo la integridad del paciente.

Mantenimiento y Cuidado de la Herramienta de Manipulación Instrumental

Para garantizar la longevidad y eficacia de las herramientas de manipulación instrumental, así como para asegurar la seguridad del paciente, es esencial seguir prácticas adecuadas de mantenimiento y cuidado. A continuación, se presentan directrices detalladas sobre cómo manejar y conservar estas herramientas de manera efectiva.

1. Desinfección Post-Tratamiento

Cada herramienta de manipulación instrumental debe ser rigurosamente desinfectada después de cada uso con un paciente. Este procedimiento es crucial para prevenir la transmisión de infecciones y mantener un entorno clínico seguro. La desinfección debe realizarse inmediatamente después de cada sesión para eliminar cualquier patógeno potencial que pueda estar presente en la superficie de la herramienta.

2. Limpieza con Productos Apropiados

Es recomendable lavar la herramienta con un jabón suave y agua tibia para eliminar la suciedad visible y los residuos. Después del lavado, la herramienta debe ser desinfectada con una solución de alcohol isopropílico o un desinfectante aprobado para asegurar la eliminación de microorganismos. Asegúrese de seguir las instrucciones del fabricante del desinfectante para garantizar una desinfección efectiva.

3. Prevención de Daños por Temperatura

Evite exponer la herramienta a temperaturas extremas, ya sean altas o bajas. Las temperaturas elevadas pueden afectar la integridad del material, causando deformaciones o debilitamientos que pueden comprometer el funcionamiento de la herramienta. Del mismo modo, las temperaturas extremadamente bajas pueden hacer que el material se vuelva quebradizo y propenso a fracturas. Mantenga las herramientas a temperatura ambiente para preservar sus propiedades y funcionalidad.

4. Inspección y Mantenimiento de la Superficie

Es fundamental asegurar que las partes de la herramienta que entran en contacto con el tejido del paciente permanezcan en óptimas condiciones. Verifique regularmente que no haya signos de erosión, abrasión o alteraciones en la superficie de contacto. Las superficies desgastadas o dañadas pueden causar incomodidad al paciente y potencialmente inducir lesiones. Si se observan irregularidades, la herramienta debe ser reparada o reemplazada para mantener la seguridad y efectividad del tratamiento.

5. Almacenamiento Adecuado

Guarde las herramientas en un lugar limpio y seco, preferiblemente en un contenedor o funda que las proteja de contaminantes externos y posibles daños. Un almacenamiento adecuado asegura que la herramienta mantenga su integridad y esté lista para su próximo uso.

El cuidado meticuloso de las herramientas de manipulación instrumental es esencial no solo para preservar su funcionalidad y prolongar su vida útil, sino también para garantizar la seguridad del paciente. La implementación de procedimientos de desinfección y limpieza adecuados, la prevención de daños por temperaturas extremas, y la vigilancia constante de la superficie de la herramienta contribuirán a mantener un entorno terapéutico seguro y efectivo. Estos cuidados aseguran que las herramientas continúen proporcionando resultados óptimos en el tratamiento de los pacientes.

Sinopsis Ampliada

Aplicación de las Técnicas de Hands Pro en el Tratamiento de Disfunciones de Tejido Blando

Las técnicas desarrolladas por Hands Pro están diseñadas para abordar una amplia gama de disfunciones en tejidos blandos, un área comúnmente tratada por profesionales utilizando técnicas manuales tradicionales. Estas técnicas se pueden aplicar en cualquier región del cuerpo que requiera manipulación de tejidos, brindando así una solución versátil y efectiva para diversos problemas músculo esqueléticos.

Para asegurar una aplicación efectiva y segura de las técnicas de Hands Pro, se deben tener en cuenta varias consideraciones esenciales:

Selección de la Técnica Apropiada

Cada técnica de Hands Pro está específicamente diseñada para tratar tipos particulares de disfunciones. Es crucial elegir la técnica adecuada basada en el tipo de problema que se presenta. Las principales técnicas disponibles incluyen:

Manipulación Instrumental Pasiva: Esta técnica se utiliza para mejorar la movilidad de los tejidos al aplicar movimientos pasivos que no requieren la participación activa del paciente.

Manipulación Instrumental Funcional: Orientada a mejorar la funcionalidad del tejido mediante la aplicación de técnicas que estimulan la respuesta activa del tejido.

Manipulación de la Interfase Neural: Se enfoca en tratar las disfunciones que afectan a la interfase entre los tejidos y el sistema neural, buscando aliviar el dolor y mejorar la función neuromuscular.

Evaluación de la Condición del Tejido

Es fundamental considerar las condiciones específicas de la disfunción antes de aplicar cualquier técnica. Factores como la presencia de dolor, inflamación o cualquier otra condición clínica deben ser evaluados cuidadosamente. Esto asegura que la técnica seleccionada sea adecuada para el estado actual del tejido y que no se cause un agravamiento de la condición existente.

Limitaciones en la Aplicación de Herramientas

Es importante tener en cuenta que no todos los tejidos pueden ser tratados eficazmente con herramientas de Hands Pro, especialmente si dichos tejidos ya presentan dificultades para la manipulación manual. Si un tejido no es adecuado para el tratamiento manual, tampoco lo será para el uso de herramientas especializadas. Esta precaución asegura que la técnica aplicada no resulte en daño adicional o en una respuesta adversa del tejido.

En resumen, el uso de las técnicas de Hands Pro en la manipulación de tejidos blandos debe ser cuidadosamente planeado y ejecutado. La elección adecuada de la técnica, la evaluación de las condiciones del tejido y la consideración de las limitaciones de aplicación son aspectos clave para garantizar un tratamiento efectivo y seguro. Estas técnicas, al estar diseñadas específicamente para abordar distintos tipos de disfunciones, proporcionan una solución eficaz para mejorar la función y reducir el dolor en los tejidos afectados.

CAPÍTULO 5
MANIPULACIÓN INSTRUMENTAL Y TÉCNICAS

Manipulación Instrumental con Hands Pro: Técnicas y Aplicaciones

Las técnicas de manipulación instrumental desarrolladas por Hands Pro están diseñadas para abordar y tratar diversas disfunciones en los tejidos blandos, como músculos, ligamentos, fascias y tendones. El objetivo fundamental de estas técnicas es restaurar el equilibrio y la funcionalidad de los tejidos afectados, facilitando así la recuperación general del cuerpo. Estas intervenciones se basan en principios neurofisiológicos que permiten una recuperación óptima de las funciones fisiológicas de las estructuras tratadas.

Objetivos y Aplicaciones de las Técnicas de Manipulación Instrumental

Las técnicas de manipulación instrumental con Hands Pro se aplican con el propósito de reequilibrar los tejidos blandos comprometidos por lesiones o disfunciones. Cada técnica está adaptada para tratar de manera específica los problemas que afectan a los tejidos como los músculos, ligamentos, fascias y tendones. La intervención busca:

Restaurar la Funcionalidad del Tejido: A través de la manipulación, se facilita la recuperación de la capacidad funcional de los tejidos afectados, promoviendo su restauración estructural y funcional.

Rehabilitar Respuestas Neurofisiológicas: Se enfoca en activar y regular las respuestas neurofisiológicas de los tejidos, que son esenciales para la recuperación completa de las funciones fisiológicas de cada estructura.

Fundamentos Neurofisiológicos de las Técnicas

Las técnicas de manipulación instrumental se fundamentan en la comprensión y aplicación de los mecanismos neurofisiológicos que subyacen a la recuperación de tejidos. Este enfoque permite optimizar el tratamiento al intervenir directamente en los procesos que afectan la función y la estructura de los tejidos blandos. Entre los principales aspectos considerados se encuentran:

Estimulación de Respuestas Neurales: La manipulación instrumental busca estimular las respuestas del sistema nervioso, favoreciendo una recuperación más eficaz del tejido afectado.

Regulación del Flujo Sanguíneo: Al mejorar la circulación en la zona tratada, se facilita el aporte de nutrientes y la eliminación de desechos metabólicos, lo que contribuye a la reparación del tejido.

Concepto de Tensegridad y su Relevancia

Un aspecto crucial para entender la eficacia de la manipulación instrumental es el concepto de tensegridad. Este principio se refiere a la manera en que los componentes estructurales de un sistema se mantienen en equilibrio mediante la interacción entre las fuerzas de tensión y compresión. En el contexto de la manipulación de tejidos blandos, la tensegridad ayuda a explicar cómo las técnicas de manipulación afectan la integridad y el funcionamiento del sistema de tejidos:

Equilibrio de Tensiones y Compresiones: La manipulación instrumental influye en las tensiones y compresiones dentro de los tejidos, ayudando a restaurar el equilibrio y la integridad estructural.

Interrelación de Componentes Tisulares: Comprender la tensegridad permite reconocer la importancia de trabajar en la totalidad del sistema de tejidos blandos, no solo en áreas localizadas, para lograr una recuperación integral.

Las técnicas de manipulación instrumental de Hands Pro ofrecen una solución avanzada para el tratamiento de disfunciones en los tejidos blandos. Al combinar fundamentos neurofisiológicos con principios de tensegridad, estas técnicas facilitan una recuperación más completa y efectiva. Al aplicar estas técnicas, se busca no solo restaurar la funcionalidad del tejido afectado, sino también promover un equilibrio integral en el sistema de tejidos blandos, asegurando así una recuperación óptima y duradera.

Tensegridad en Fisioterapia: Un Enfoque Integral para la Recuperación del Tejido Blando

Introducción al Concepto de Tensegridad

La tensegridad es un principio arquitectónico que ha sido adaptado a la fisioterapia para comprender mejor el equilibrio dinámico entre diferentes componentes del cuerpo. Como se discutió en capítulos anteriores, este concepto se basa en la interacción entre estructuras continuas y discontinuas para mantener la integridad y funcionalidad de un sistema. En el contexto fisioterapéutico, la tensegridad se manifiesta en la interacción entre dos sistemas clave: el sistema continuo, que incluye todos los tejidos blandos del cuerpo, y el sistema discontinuo, compuesto por el tejido óseo.

Sistema Continuo y Sistema Discontinuo

En fisioterapia, el enfoque suele centrarse en el sistema continuo, que comprende tejidos blandos como músculos, tendones, ligamentos y fascias. Este sistema es fundamental para la movilidad y flexibilidad del cuerpo y, en gran medida, es el más susceptible a disfunciones y lesiones. De hecho, más del 90% de las consultas en fisioterapia están relacionadas con problemas que afectan estos tejidos blandos. Las alteraciones en el sistema continuo pueden llevar a dolor, restricción de movimiento y otros problemas funcionales.

Por otro lado, el sistema discontinuo está formado por el tejido óseo, que también puede verse afectado, especialmente en casos de fracturas o lesiones óseas. Aunque las disfunciones en el sistema óseo también se tratan en fisioterapia, la manipulación instrumental está más directamente enfocada en el sistema continúo debido a su prevalencia y a la necesidad de restaurar el equilibrio en los tejidos blandos.

Interacción de los Tres Sistemas

Para una recuperación completa, es esencial considerar la interacción entre tres sistemas fundamentales:

Sistema Activo (Tejidos Blandos): Incluye músculos, tendones y ligamentos. Este sistema es crucial para la movilidad y fuerza, y es el principal objetivo de las técnicas de manipulación instrumental.

Sistema Pasivo (Tejido Óseo): Comprende los huesos y estructuras de soporte que proporcionan estabilidad y estructura al cuerpo. Aunque no es el foco principal de la manipulación instrumental, su estado influye en la funcionalidad general del sistema músculo esquelético.

Sistema Nervioso: Actúa como el regulador y coordinador entre el sistema activo y el sistema pasivo. Su función es esencial para el control motor y la percepción del dolor, y afecta directamente la eficacia de las intervenciones fisioterapéuticas.

Aplicación de la Tensegridad en la Manipulación Instrumental

La manipulación instrumental, como se aplica con Hands Pro, se basa en la comprensión del concepto de tensegridad para abordar eficazmente las alteraciones en el sistema continuo. Hands Pro ha desarrollado tres técnicas específicas dirigidas a tratar las disfunciones del tejido blando:
Manipulación Instrumental Pasiva (MIP): Esta técnica se enfoca en aplicar movimientos suaves y controlados para mejorar la movilidad y reducir la rigidez en los tejidos blandos afectados. Su objetivo es restaurar el rango de movimiento y aliviar el dolor.

Manipulación Instrumental Funcional (MIF): A diferencia de la MIP, esta técnica se centra en la integración funcional del tejido tratado, promoviendo la adaptación y el ajuste dinámico durante las actividades cotidianas. Su meta es mejorar la capacidad del tejido para funcionar de manera eficiente en contextos reales.

Manipulación de la Interfase Neural (MIN): Esta técnica está diseñada para abordar problemas relacionados con la interacción entre los tejidos blandos y el sistema nervioso. Se enfoca en liberar áreas rígidas y mejorar la comunicación entre los nervios y los tejidos circundantes, lo que resulta en una disminución del dolor y una mejora en las funciones motoras.

El concepto de tensegridad ofrece una perspectiva integral para abordar las disfunciones en el sistema músculo esquelético. La manipulación instrumental con

Hands Pro se basa en este principio para tratar de manera efectiva los problemas del sistema continuo, contribuyendo a una recuperación más completa y funcional.

Las técnicas desarrolladas permiten restaurar las alteraciones en los tejidos blandos, facilitando su integración en un movimiento libre de dolor y restricciones.

Manipulación Instrumental Pasiva (MIP)

La Manipulación Instrumental Pasiva (MIP) es una técnica especializada en la fisioterapia que se centra en la movilización de tejidos blandos mediante el uso de herramientas específicas. A diferencia de las técnicas de manipulación activa, la MIP implica que el profesional ejecute movimientos de manera controlada y dirigida, sin requerir la participación activa del paciente. El objetivo principal de esta técnica es mejorar la movilidad, aliviar el dolor y restaurar la funcionalidad del tejido blando, como músculos, fascias, ligamentos y tendones.

Técnicas de Manipulación

En la MIP, el fisioterapeuta emplea diferentes direcciones de movilización para trabajar el tejido afectado:

Movilización Craneal a Distal: Se refiere al movimiento que va desde la cabeza hacia las extremidades. Esta dirección puede ayudar a liberar tensiones acumuladas en las áreas proximales del cuerpo, facilitando un mejor flujo sanguíneo y una mayor movilidad en las zonas distales.

Movilización Distal a Craneal: Este enfoque va en dirección opuesta, moviendo el tejido desde las extremidades hacia la región superior del cuerpo. Es útil para tratar disfunciones que afectan las extremidades y promover la recuperación del rango de movimiento en las áreas más cercanas al tronco.

Movilización Transversal: Consiste en movimientos perpendiculares a la dirección de las fibras musculares o el tejido afectado. Esta técnica es particularmente eficaz para liberar adherencias y mejorar la elasticidad de los tejidos.

Posicionamiento del Paciente

La eficacia de la MIP también depende en gran medida de la postura del paciente durante el tratamiento. Las posiciones anatómicas y de relajación son seleccionadas cuidadosamente para maximizar la comodidad y la efectividad del procedimiento:

Prono: El paciente se encuentra acostado boca abajo, lo que puede ser beneficioso para tratar la parte posterior del cuerpo, incluidos los músculos y tejidos de la espalda.

Supino: En esta posición, el paciente yace sobre su espalda, permitiendo un acceso óptimo a los tejidos frontales y laterales del cuerpo.

Lateral: El paciente se coloca de lado, una postura que facilita el tratamiento de los tejidos laterales del torso y las extremidades.

Sentado: Cuando el paciente está en posición sentada, se pueden abordar áreas específicas de las extremidades y el tronco superior de manera más controlada.

Áreas de Aplicación

La MIP se utiliza para trabajar una amplia gama de tejidos blandos, incluyendo:

Músculos: Para aliviar tensiones y mejorar la movilidad muscular.

Fascias: Para liberar adherencias y mejorar la flexibilidad de las capas de tejido conectivo.

Ligamentos: Para promover la elasticidad y la función de las estructuras que conectan huesos.

Tendones: Para aliviar el dolor y mejorar la funcionalidad en las zonas donde los músculos se unen a los huesos.

Objetivos de la Manipulación

La técnica de MIP busca alcanzar varios objetivos terapéuticos:

Mejorar la movilidad: Aumentar el rango de movimiento de los tejidos afectados.

Aliviar el dolor: Reducir las sensaciones de malestar y tensión en el área tratada.

Restaurar la funcionalidad: Ayudar a los tejidos a recuperar su capacidad para realizar funciones normales y prevenir futuras disfunciones.

La Manipulación Instrumental Pasiva (MIP) es una técnica integral y cuidadosamente diseñada para abordar disfunciones en los tejidos blandos del cuerpo. Mediante la movilización precisa en diversas direcciones y el uso estratégico de posiciones anatómicas, los profesionales de la fisioterapia pueden trabajar eficazmente con músculos, fascias, ligamentos y tendones para lograr una recuperación óptima y restaurar la funcionalidad del tejido afectado.

Objetivo

La Manipulación Instrumental Pasiva (MIP) tiene varios objetivos terapéuticos esenciales que buscan promover la recuperación y bienestar del tejido blando afectado. Estos objetivos son:

Relajar el Tejido: La MIP está diseñada para inducir un estado de relajación en los tejidos musculares, tendinosos, ligamentarios y fasciales. La técnica ayuda a liberar tensiones acumuladas y a reducir la rigidez, facilitando un estado de mayor confort y flexibilidad.

Mejorar la Circulación: Al movilizar los tejidos, la técnica estimula la circulación sanguínea local. Esto resulta en una mayor perfusión de sangre en el área tratada, lo cual puede acelerar el proceso de recuperación al proporcionar nutrientes esenciales y eliminar productos de desecho.

Disminuir el Dolor: La MIP es eficaz en la reducción del dolor asociado con disfunciones de tejidos blandos. Mediante la liberación de tensiones y la mejora de la circulación, se puede aliviar el malestar y la incomodidad que experimenta el paciente.

Movilizar Adherencias: La técnica se utiliza para deshacer adherencias formadas entre capas de tejido. Estas adherencias pueden limitar el movimiento y causar dolor, por lo que su movilización es crucial para restaurar una funcionalidad adecuada.

Movilizar Cicatrices: En casos de cicatrices, la MIP puede ayudar a mejorar la elasticidad y la movilidad del tejido cicatricial. Esto es particularmente importante para minimizar restricciones y promover una recuperación más fluida.

Uso y Requerimientos de las Herramientas

Para la correcta aplicación de la técnica de Manipulación Instrumental Pasiva, se deben seguir ciertas directrices respecto al uso de herramientas y productos complementarios:

Aplicación de Aceite: Antes de iniciar la manipulación, se recomienda aplicar aproximadamente 3 gotas de aceite en cada zona que se va a tratar. El aceite facilita una fricción suave sobre el tejido, evitando la fricción directa que podría causar molestias. Es crucial no excederse con la cantidad de aceite, ya que un exceso puede disminuir la efectividad de la técnica al hacer que el deslizamiento sea demasiado resbaladizo y, por lo tanto, menos efectivo en la movilización del tejido.

Herramientas Utilizadas: Para la realización de la MIP, se pueden utilizar tres herramientas específicas: el Tumi Healer, el Arm Pro y el Leg Pro. Cada una de estas herramientas está diseñada para adaptarse a diferentes áreas del cuerpo y tipos de tejido. La elección de la herramienta adecuada dependerá de la patología específica y del tipo de tejido afectado.

Tumi Healer: Ideal para áreas que requieren una manipulación más precisa y profunda.

Arm Pro: Especialmente diseñada para tratar tejidos en la región de los brazos y el hombro.

Leg Pro: Adaptada para el tratamiento de los tejidos en las piernas y zonas circundantes.

La Manipulación Instrumental Pasiva (MIP) es una técnica fundamental en la fisioterapia para el tratamiento de tejidos blandos. Su objetivo principal es relajar los tejidos, mejorar la circulación, reducir el dolor, movilizar adherencias y cicatrices. La correcta aplicación de esta técnica requiere el uso cuidadoso de aceite y la selección adecuada de herramientas especializadas, como el Tumi Healer, el Arm Pro y el Leg Pro, para garantizar una manipulación efectiva y adaptada a las necesidades específicas del paciente.

Tipos de Manipulación Pasiva o Estática

La Manipulación Instrumental Pasiva, o estática, se clasifica en dos tipos principales, cada uno con características y objetivos específicos. Estos tipos son fundamentales para entender cómo se puede abordar el tratamiento de tejidos blandos y cómo optimizar los resultados terapéuticos. A continuación, se detalla cada tipo con mayor profundidad:

Manipulación Global

La manipulación global se refiere a técnicas de tratamiento que implican la intervención en múltiples músculos o tejidos simultáneamente. Esta modalidad se distingue por su enfoque integral, en el cual se busca influir en varios grupos musculares o estructuras de tejido blando en una sola sesión. El objetivo principal de la manipulación global es ofrecer una intervención preparatoria que facilite la transición hacia otras técnicas de tratamiento más específicas o avanzadas.

Características:

Alcance Amplio: Esta técnica se dirige a un área extensa del cuerpo, movilizando varios tejidos y músculos a la vez.

Preparación Integral: Se utiliza frecuentemente al inicio de una sesión de tratamiento para preparar el tejido para técnicas más focalizadas o intensivas.
Tratamiento General: También se emplea para abordar problemas que afectan varias áreas del cuerpo, proporcionando un alivio generalizado y una mejor preparación para tratamientos específicos.

Objetivos:

Facilitar la Transición a Técnicas Avanzadas: Al trabajar sobre un amplio rango de tejidos, se crea una base más receptiva para técnicas de manipulación más específicas.

Promover la Relajación General: Al intervenir en múltiples tejidos, se busca inducir un estado general de relajación y alivio en el paciente.

Mejorar la Función General: Ayuda a mejorar la movilidad general y la función de varias áreas del cuerpo simultáneamente.

Manipulación Específica

La manipulación específica, en contraste, se centra en el tratamiento de un músculo o tejido específico. Esta técnica está diseñada para abordar áreas particulares que requieren una atención más detallada y focalizada. El objetivo de la manipulación específica es proporcionar un tratamiento dirigido que pueda abordar problemas concretos en un músculo o grupo muscular específico.

Características:

Focalización Precisa: Se concentra en un único músculo o tejido, permitiendo una intervención más detallada y específica.

Tratamiento Detallado: La técnica permite al terapeuta aplicar maniobras precisas para tratar afecciones o disfunciones en un área específica.

Adaptación Individual: Ideal para pacientes con problemas localizados o que requieren una atención más detallada en ciertas áreas del cuerpo.

Objetivos:

Preparación para Técnicas Específicas: Similar a la manipulación global, también se utiliza como preparación para tratamientos más avanzados, pero con un enfoque más concreto.

Abordar Problemas Localizados: Está diseñada para tratar disfunciones o dolores en un área específica, proporcionando un alivio directo y eficaz.

Optimizar la Recuperación del Tejido: Facilita la recuperación de tejidos específicos al proporcionar una manipulación más enfocada y detallada.

La manipulación pasiva o estática se divide en dos tipos fundamentales: la manipulación global y la manipulación específica. La manipulación global se enfoca en intervenir en múltiples músculos o tejidos a la vez, proporcionando un tratamiento general que puede preparar al paciente para técnicas más detalladas. Por otro lado, la manipulación específica se concentra en el tratamiento de un músculo o tejido particular, permitiendo una atención más precisa y focalizada. Ambas técnicas son cruciales para el manejo y la recuperación de tejidos blandos, cada una con sus propios objetivos y aplicaciones clínicas.

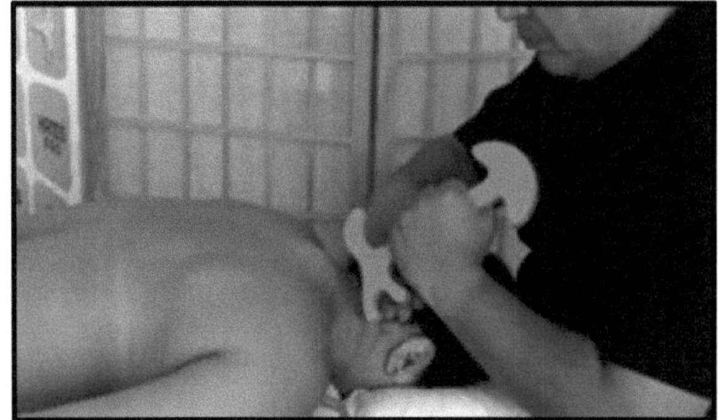

Manipulación instrumental global

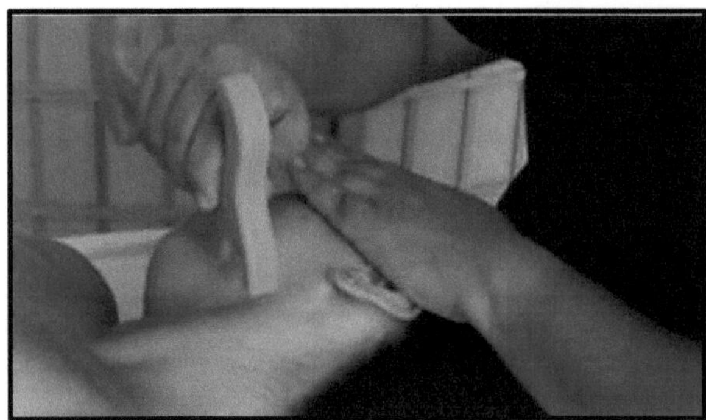

Manipulación instrumental específica

Manipulación Instrumental Funcional (MIF)

La Manipulación Instrumental Funcional (MIF) se centra en mejorar la movilidad, aumentar el rango de movimiento y optimizar la funcionalidad de los tejidos blandos. Esta técnica se basa en la necesidad de restaurar y mejorar el funcionamiento dinámico de los músculos, fascias, ligamentos y tendones, siguiendo principios que tienen sus raíces en la terapia manual ortopédica.

Fundamento y Origen

El concepto de manipulación funcional de los tejidos tiene su origen en la terapia manual ortopédica, donde se introdujo inicialmente como un enfoque de masaje funcional. Esta técnica incluye la movilización rítmica de una articulación combinada con la compresión y descompresión de los músculos. La terapia manual ortopédica demuestra que, al integrar estos métodos, se obtienen mejoras significativas en los tejidos tratados, como evidencian diversos estudios (Barra-López, 2015). La movilización que se efectúa de esta manera permite relajar la musculatura, mejorar la irrigación en la zona tratada, y favorecer la elongación controlada de las estructuras activas, además de estimular la correcta alineación de las fibras cicatriciales y activar los receptores mecánicos en el tejido (Tricás, 2001).

Descripción de la Técnica

La Manipulación Instrumental Funcional (MIF) es una técnica avanzada que combina el estiramiento de tejidos específicos con la manipulación instrumental utilizando las herramientas de Hands Pro. A diferencia de las técnicas tradicionales, la MIF integra una característica única: mientras se estira el tejido, la manipulación se realiza en la dirección opuesta al estiramiento. Esta combinación tiene como objetivo mejorar la condición de los tejidos durante posturas dinámico-funcionales, permitiendo que el tratamiento se enfoque en la restauración del movimiento y la funcionalidad específica del tejido.

Procedimiento

La aplicación de la MIF implica dos componentes principales:

Estiramiento del Tejido: Se realiza un estiramiento controlado del tejido objetivo, ya sea un músculo, fascia, ligamento o tendón. Este estiramiento está diseñado para mejorar la elasticidad y el rango de movimiento del tejido tratado.

Manipulación Instrumental: Utilizando las herramientas de Hands Pro, se aplica una manipulación en dirección contraria al estiramiento. Este enfoque facilita una intervención precisa y controlada, mejorando la eficacia del tratamiento al combinar el estiramiento con la manipulación instrumental.

Aplicación Clínica

Durante la sesión de Manipulación Instrumental Funcional, el paciente se coloca en posturas funcionales que corresponden al objetivo terapéutico específico. Estas posturas son seleccionadas para maximizar la efectividad del estiramiento y la manipulación, garantizando que el tratamiento se adapte a las necesidades individuales del paciente y a la naturaleza de la disfunción del tejido.

Beneficios y Resultados Esperados

La Manipulación Instrumental Funcional está diseñada para ofrecer una serie de beneficios, tales como:

Mejora de la Movilidad: Al estirar y manipular los tejidos de manera efectiva, se logra un aumento en la amplitud de movimiento y una mayor flexibilidad.

Optimización de la Funcionalidad: La combinación de estiramiento y manipulación mejora la capacidad funcional del tejido, permitiendo un retorno más rápido a las actividades normales.

Reducción de Dolor y Rigidez: La técnica ayuda a aliviar el dolor y la rigidez al abordar directamente los problemas de movilidad y funcionalidad en los tejidos blandos.

En conclusión, la Manipulación Instrumental Funcional es una técnica que integra estiramiento y manipulación con herramientas especializadas, dirigida a mejorar la funcionalidad de los tejidos blandos a través de un enfoque dinámico y adaptado a las necesidades del paciente. Esta técnica se basa en principios sólidos de la terapia manual ortopédica y ofrece una solución efectiva para restaurar la movilidad y funcionalidad del sistema músculo esquelético.

Objetivos de la Manipulación Instrumental Funcional (MIF)

La Manipulación Instrumental Funcional (MIF) se enfoca en alcanzar varios objetivos clave que son fundamentales para la recuperación y optimización del tejido blando afectado. Estos objetivos son:

Mejora de la Flexibilidad: Uno de los principales propósitos de la MIF es aumentar la flexibilidad del tejido tratado. A través de técnicas específicas de estiramiento y manipulación, se busca mejorar la capacidad del tejido para estirarse y moverse sin restricciones, lo cual es esencial para mantener un rango adecuado de movimiento y prevenir futuras lesiones.

Restitución del Tejido dentro de sus Rangos de Movimiento: La MIF también tiene como objetivo restaurar el tejido a su rango de movimiento natural. Al trabajar con el tejido blando, se pretende devolver al tejido su capacidad de movimiento original, que puede haber sido reducido debido a lesiones, cicatrices o adherencias. Este objetivo se centra en asegurar que el tejido vuelva a funcionar dentro de sus límites fisiológicos normales.

Devolución de la Funcionalidad: Finalmente, uno de los objetivos primordiales es la restauración de la funcionalidad del tejido tratado. La MIF busca no solo aliviar los síntomas, sino también restablecer la capacidad del tejido para realizar su función habitual en el cuerpo, mejorando así la calidad de vida del paciente.

Uso de las Herramientas en la MIF

Para llevar a cabo la técnica de Manipulación Instrumental Funcional, se emplean tres herramientas específicas de Hands Pro, cada una diseñada para abordar distintas áreas del cuerpo:

Tumi Healer: Esta herramienta es versátil y adecuada para trabajar en diversas partes del cuerpo, adaptándose a diferentes necesidades terapéuticas. Su diseño permite una aplicación precisa en áreas específicas que requieren tratamiento.

Arm Pro: Especialmente diseñada para tratar áreas de los brazos y partes superiores del cuerpo, el Arm Pro se utiliza para abordar problemas y disfunciones en los tejidos blandos de los miembros superiores.

Leg Pro: Esta herramienta se enfoca en las áreas de las piernas y partes inferiores del cuerpo. Está optimizada para trabajar sobre los tejidos blandos en los miembros inferiores, facilitando la recuperación y mejorando la movilidad en estas regiones.

Cada una de estas herramientas se utiliza de acuerdo con la ubicación específica y el tipo de tejido que necesita tratamiento, garantizando que la técnica se adapte a las necesidades individuales del paciente.

Tipos de Manipulación Dinámica

La Manipulación Instrumental Funcional se clasifica en varios tipos, cada uno dirigido a diferentes aspectos del tejido y su funcionamiento:

Manipulación Segmentaria: Esta técnica se enfoca en áreas específicas del cuerpo, tratando segmentos individuales para abordar disfunciones localizadas. La manipulación segmentaria permite una intervención precisa en áreas concretas, facilitando una mejora focalizada en el tejido tratado.

Manipulación de Cadenas Miofaciales: Este enfoque trata las conexiones entre diferentes músculos y fascias a lo largo de las cadenas miofasciales del cuerpo. La manipulación de cadenas miofaciales busca liberar restricciones y mejorar la funcionalidad a lo largo de las cadenas de tejido conectivo, promoviendo una mayor fluidez en el movimiento global.

Manipulación de Interfases Neurales: Esta técnica se centra en la interacción entre los tejidos blandos y el sistema nervioso. Al abordar las interfases neurales, la manipulación busca mejorar la comunicación entre los nervios y los tejidos, facilitando una recuperación más efectiva y reduciendo el dolor asociado con las disfunciones neuromusculares.

En resumen, la Manipulación Instrumental Funcional tiene como objetivo principal mejorar la flexibilidad, restaurar el rango de movimiento del tejido y devolver la funcionalidad del mismo. Utilizando herramientas específicas de Hands Pro, la técnica aborda distintos tipos de manipulación dinámica, cada una orientada a resolver disfunciones específicas y mejorar la recuperación del paciente.

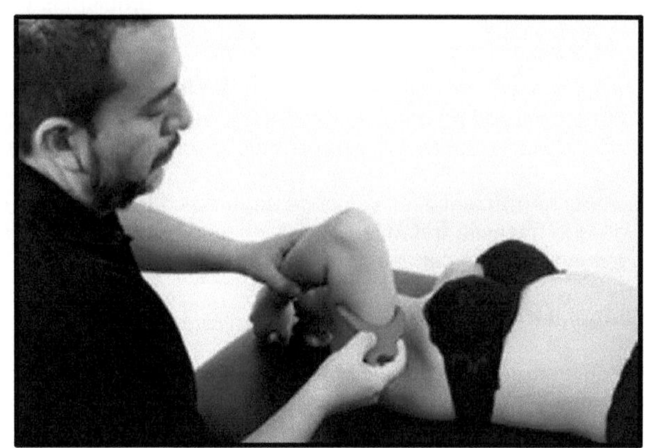

MIF tríceps sural

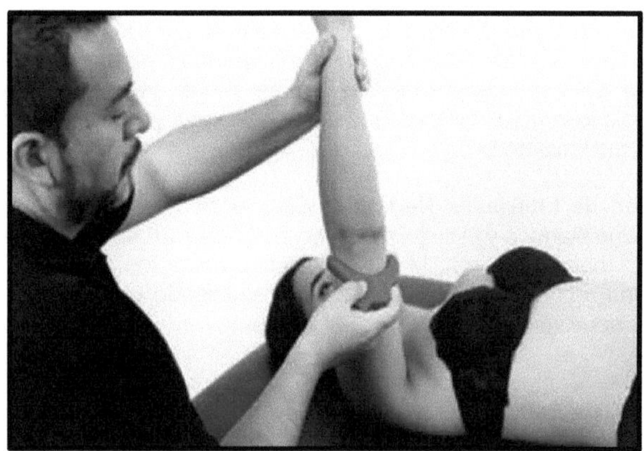

MIF tríceps sural

Manipulación Instrumental de la Interfase Neural (MIN)

El sistema músculo esquelético y el sistema nervioso están intrínsecamente interrelacionados, formando una red compleja donde ambos sistemas se comunican y se regulan mutuamente. El sistema nervioso, encargado del control y coordinación del movimiento, opera desde sus centros centrales en el cerebro y la médula espinal, extendiéndose hacia los componentes periféricos que abarcan los nervios que se ramifican por todo el cuerpo. Estos nervios periféricos, en particular, se encuentran en estrecha proximidad con los tejidos blandos, tales como músculos, ligamentos, tendones y fascias, además de estar rodeados por el sistema vascular que les provee de nutrientes y oxígeno.

En el contexto de diversas disfunciones músculo esqueléticas, donde los tejidos blandos están comprometidos, se produce una afectación directa en los nervios y sus correspondientes interfaces mecánicas. Estas alteraciones pueden manifestarse en forma de adherencias, restricciones o inflamaciones que interfieren con la correcta función neural. La manipulación instrumental, en este escenario, juega un papel crucial al ofrecer una intervención específica que busca restaurar la funcionalidad neural a través de la liberación y movilización de los tejidos que rodean y envuelven los nervios.

Objetivo de la Manipulación Instrumental de la Interfase Neural (MIN)

La técnica de Manipulación Instrumental de la Interfase Neural (MIN) está diseñada para abordar de manera directa los problemas asociados con la interfaz mecánica de los nervios. Esta metodología se enfoca en:

Liberar la Interfase Neural: A través de técnicas de manipulación específicas, se busca liberar los nervios de las restricciones que pueden haber surgido debido a adherencias o tensiones en los tejidos circundantes. Esta liberación es fundamental para permitir un libre movimiento del nervio dentro de su trayecto, lo que resulta en una mejora en la conducción nerviosa y una reducción de la sintomatología asociada.

Movilizar los Tejidos Relacionados: La MIN se centra en movilizar los tejidos que están en contacto directo con los nervios, tales como los músculos, fascias y tendones. Esta movilización tiene como objetivo restaurar la flexibilidad y la movilidad de los tejidos afectados, lo cual es crucial para restablecer el equilibrio y la funcionalidad del sistema nervioso.

Restaurar la Funcionalidad Neural: Al mejorar la mecánica y la movilidad de la interfaz neural, se facilita una recuperación óptima de la funcionalidad del sistema nervioso en la región tratada. Esto puede traducirse en una disminución del dolor, una mejor coordinación y una recuperación más eficiente de las funciones normales del nervio.

Procedimiento y Aplicación de la MIN

La aplicación de la MIN se lleva a cabo mediante técnicas específicas que se dirigen a áreas donde los nervios muestran signos de compromiso o disfunción. Estas técnicas incluyen:

Manipulación Longitudinal: Esta técnica implica aplicar manipulaciones a lo largo de la longitud del nervio, trabajando en la dirección del trayecto neural para liberar restricciones y mejorar la movilidad del nervio dentro de su espacio. Este enfoque permite una intervención directa en las adherencias o tensiones que afectan la dinámica neural.

Manipulación Transversal: En este método, la manipulación se realiza en la dirección perpendicular al trayecto del nervio, enfocándose en el tejido proximal al nervio comprometido. Esta técnica ayuda a abordar las restricciones locales que podrían estar afectando la interfaz neural y contribuye a una liberación más efectiva de las áreas problemáticas. La manipulación se continúa hasta que se observe una mejora significativa en la flexibilidad del tejido, una mayor movilidad y una reducción en los niveles de dolor. El objetivo es que el tejido manipulado recupere sus propiedades normales, facilitando así la función óptima del sistema neural en la región afectada.

La Manipulación Instrumental de la Interfase Neural (MIN) es una técnica integral que ofrece una solución efectiva para los problemas asociados con la mecánica neural en el sistema músculo esquelético. Al liberar y movilizar los nervios y los tejidos circundantes, la MIN no solo mejora la función neural, sino que también contribuye a una recuperación más rápida y completa de las disfunciones músculo esqueléticas. Esta técnica demuestra ser una herramienta valiosa en la fisioterapia, proporcionando una solución enfocada para restaurar la salud y el bienestar del paciente.

Objetivo de la Manipulación Instrumental de la Interfase Neural (MIN)

La Manipulación Instrumental de la Interfase Neural (MIN) es una técnica especializada en el tratamiento de disfunciones relacionadas con la interacción entre los nervios y los tejidos que los rodean. Esta metodología tiene varios objetivos clave que se orientan hacia la mejora integral de la función neural y la salud de los tejidos circundantes. A continuación, se detallan los propósitos específicos que guían la aplicación de esta técnica:

Movilización del Tejido Perineural: Uno de los objetivos primordiales de la MIN es la movilización efectiva de los tejidos que envuelven a los nervios. Este tejido perineural, que incluye estructuras como las fascias, tendones y músculos adyacentes, puede desarrollar adherencias o tensiones que interfieren con la función del nervio. Al movilizar estos tejidos, la técnica busca deshacer las restricciones que afectan el nervio, promoviendo una mejor función neural y aliviando la presión sobre las estructuras nerviosas.

Optimización de la Movilidad: La MIN se centra en mejorar la movilidad general de los tejidos afectados. Al realizar manipulaciones específicas, se busca restaurar la amplitud de movimiento de los tejidos blandos y los nervios, que a menudo se ven restringidos por adherencias o tensiones. Esta mejora en la movilidad no solo facilita un rango de movimiento más amplio para las estructuras afectadas, sino que también contribuye a una mayor libertad de movimiento para el sistema nervioso en su totalidad.

Mejora Indirecta de la Mecánica Neural: Aunque el foco principal de la MIN está en los tejidos circundantes, esta técnica también tiene un efecto beneficioso sobre la mecánica neural indirectamente. Al liberar adherencias y mejorar la movilidad de los tejidos perineurales, se facilita un entorno más adecuado para la conducción nerviosa. Esta mejora en el entorno mecánico del nervio puede traducirse en una función neural más eficiente y una reducción de los síntomas asociados con las disfunciones nerviosas.

Liberación de Adherencias: Las adherencias en los tejidos circundantes al nervio pueden restringir su movilidad y afectar su función. La MIN tiene como objetivo específico la liberación de estas adherencias, permitiendo que el nervio y los tejidos asociados vuelvan a sus estados normales de flexibilidad y movilidad. Al deshacer estas restricciones, se puede lograr una mayor libertad de movimiento para el nervio, lo que contribuye a la recuperación y la función óptima del sistema nervioso.

Reducción del Dolor: Finalmente, otro objetivo crucial de la MIN es la disminución del dolor asociado con las disfunciones de la interfase neural. Las adherencias y restricciones en los tejidos perineurales pueden generar dolor y malestar al afectar la función nerviosa y la movilidad de los tejidos. A través de técnicas de manipulación específica, la MIN busca aliviar este dolor al restaurar la normalidad en los tejidos afectados y mejorar el entorno mecánico del nervio.

La Manipulación Instrumental de la Interfase Neural (MIN) es una técnica integral que aborda de manera efectiva una serie de objetivos orientados hacia la mejora de la función neural y la salud de los tejidos circundantes. A través de la movilización de los tejidos perineurales, la mejora de la movilidad, la liberación de adherencias y la reducción del dolor, esta técnica contribuye significativamente a la restauración de la funcionalidad y el bienestar general del paciente. Su aplicación precisa y dirigida ofrece una solución valiosa para las disfunciones asociadas con la mecánica neural, facilitando una recuperación más completa y eficiente.

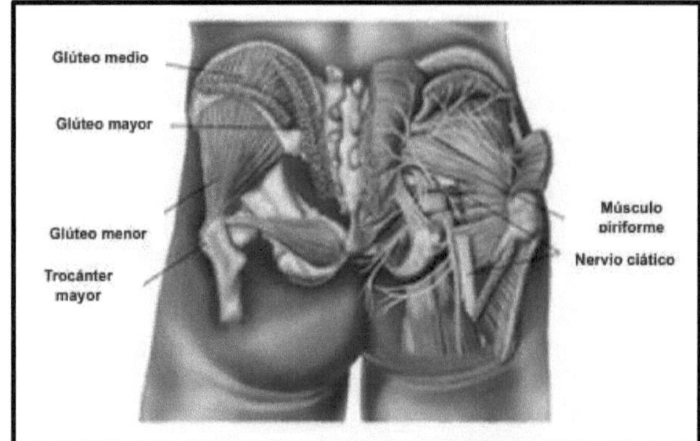

Área inervada en la región glútea.

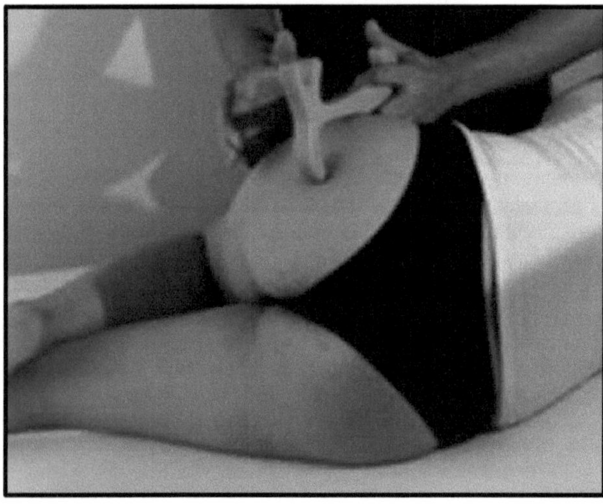

Técnica MIN en la emergencia del nervio ciático.

Sinopsis Ampliada

Las técnicas desarrolladas por Hands Pro representan una innovación significativa en el campo de la fisioterapia, especialmente en el tratamiento de tejidos blandos mediante el uso de herramientas especializadas. Estas técnicas se organizan en tres áreas distintas, cada una con un enfoque particular para abordar diferentes aspectos de la disfunción de los tejidos blandos y mejorar tanto la salud del paciente como la eficiencia del profesional. A continuación, se detalla cada una de estas áreas y su contribución al avance de la fisioterapia:

Manipulación Instrumental Pasiva (MIP)

La Manipulación Instrumental Pasiva es una técnica en la cual el fisioterapeuta emplea herramientas para trabajar directamente sobre una región afectada del tejido blando. En esta modalidad, el profesional lleva a cabo todas las maniobras y movimientos necesarios sin la participación activa del paciente. Esta técnica se centra en la movilización de músculos, fascias, ligamentos y tendones con el objetivo de relajar los tejidos, mejorar la circulación local, reducir el dolor y promover la flexibilidad. El enfoque pasivo permite al terapeuta aplicar una presión controlada y técnicas precisas para abordar problemas específicos en áreas afectadas, brindando un tratamiento directo y focalizado.

Manipulación Instrumental Funcional (MIF)

La Manipulación Instrumental Funcional integra la participación activa del paciente en el proceso de tratamiento. Aquí, se combina el uso de herramientas con movimientos activos realizados por el paciente, lo que permite un enfoque dinámico en la restauración de la funcionalidad de los tejidos. Esta técnica busca mejorar el rango de movimiento, la flexibilidad y la capacidad funcional de los músculos y otros tejidos blandos mediante la sincronización de estiramientos y manipulaciones instrumentales. La colaboración del paciente durante la manipulación facilita una adaptación más efectiva de los tejidos a sus rangos funcionales, optimizando así la recuperación y la capacidad de realizar movimientos específicos.

Manipulación de la Interfase Neural (MIN)

La Manipulación de la Interfase Neural se dirige a tratar las disfunciones relacionadas con la mecánica de los nervios y sus tejidos circundantes. En esta técnica, el objetivo es liberar las adherencias y restricciones en los tejidos que envuelven y acompañan a los nervios, promoviendo una mejor movilidad y funcionalidad de las estructuras nerviosas. La manipulación se realiza en diferentes direcciones y con técnicas específicas para restaurar la mecánica neural y aliviar las tensiones que afectan la función nerviosa. Al abordar la interfase neural, esta técnica contribuye a mejorar la comunicación entre el sistema nervioso y los tejidos blandos, facilitando una recuperación más completa y reduciendo el dolor asociado con las disfunciones nerviosas.

Resumen y Beneficios

Estas tres áreas de técnicas proporcionadas por Hands Pro amplían las herramientas disponibles en fisioterapia para el tratamiento de tejidos blandos, ofreciendo enfoques especializados para diferentes necesidades clínicas. La Manipulación Instrumental Pasiva permite al profesional trabajar de manera directa sobre áreas específicas del cuerpo sin requerir la participación activa del paciente, mientras que la Manipulación Instrumental Funcional combina el trabajo de las herramientas con la participación activa del paciente para mejorar la funcionalidad y el rango de movimiento. Por su parte, la Manipulación de la Interfase Neural se enfoca en el tratamiento de las estructuras nerviosas y sus tejidos circundantes, promoviendo la liberación de adherencias y la mejora de la mecánica neural. En conjunto, estas técnicas no solo brindan beneficios directos al paciente al facilitar la recuperación y la restauración de la funcionalidad, sino que también optimizan el trabajo del fisioterapeuta al proporcionar métodos efectivos y especializados para abordar diversas disfunciones de los tejidos blandos.

CAPÍTULO 6

TOMAS PARA MANIPULACIÓN INSTRUMENTAL

Tomas Para Manipulación Instrumental

En el ámbito de la fisioterapia, la utilización de herramientas especializadas como las ofrecidas por Hands Pro ha sido diseñada no solo para mejorar los resultados terapéuticos, sino también para facilitar el trabajo del profesional al reducir la carga física sobre sus manos y dedos. Las técnicas de manipulación instrumental se fundamentan en principios mecánicos que permiten optimizar la eficiencia y la ergonomía durante el tratamiento de los tejidos blandos. Para lograr estos objetivos, se han establecido varias tomas básicas que son esenciales para maximizar el rendimiento de las herramientas y garantizar una experiencia cómoda y efectiva tanto para el terapeuta como para el paciente.

Tomas y Agarres De La Herramienta

Las tomas básicas para la manipulación instrumental son cruciales porque están diseñadas para:

Reducir la Carga en las Manos y Dedos: Al emplear una técnica adecuada de sujeción, se minimiza la tensión en las articulaciones de las manos y en los dedos. Esto se traduce en una disminución del riesgo de fatiga y de lesiones por esfuerzo repetitivo, permitiendo al profesional mantener un rendimiento óptimo durante largos períodos de tratamiento.

Optimizar la Aplicación de la Fuerza: La forma en que se toma la herramienta permite distribuir la fuerza de manera más eficiente. En lugar de ejercer presión directa con los dedos, el terapeuta puede utilizar grupos musculares más grandes, como los bíceps, tríceps y el dorsal ancho. Esto no solo facilita el manejo de la herramienta, sino que también permite una aplicación más controlada y eficaz de la fuerza sobre los tejidos.

Mejorar la Respuesta de los Tejidos: Una correcta sujeción de la herramienta asegura que el trabajo realizado sobre los músculos, ligamentos, tendones y fascias sea más efectivo. La forma en que se distribuye la presión y el tipo de contacto establecido con los tejidos afectan directamente la calidad de la respuesta terapéutica.

Características de las Tomas

Cada herramienta de Hands Pro posee una toma especial que se adapta a su diseño y funcionalidad específica. A pesar de esta variabilidad, existen principios comunes que deben observarse para asegurar un manejo adecuado:

Uso de Grupos Musculares Grandes: La aplicación de la fuerza debe ser realizada preferentemente utilizando los músculos grandes del cuerpo, como los bíceps y tríceps. Esto no solo distribuye el esfuerzo de manera más equitativa, sino que también reduce la carga directa sobre las manos y los dedos.

Aprovechamiento de la Palanca: Las herramientas están diseñadas para aprovechar la ventaja mecánica de la palanca. La correcta utilización de esta característica permite que el terapeuta aplique una presión efectiva sin necesidad de utilizar una fuerza excesiva, optimizando la eficiencia del tratamiento.

Comodidad en la Sujeción: Es fundamental que la toma de cada herramienta sea cómoda y ergonómica para el profesional. Esto implica que la herramienta debe adaptarse bien a la forma de la mano y permitir un agarre seguro, evitando posturas forzadas o incómodas que puedan causar fatiga.

Minimización del Esfuerzo Físico: La toma debe estar diseñada para generar la menor cantidad de esfuerzo posible por parte del terapeuta. Una buena toma no solo facilita la aplicación de la fuerza, sino que también contribuye a una experiencia más agradable y menos demandante físicamente durante el tratamiento.

Adaptaciones y Flexibilidad

A pesar de que cada herramienta tiene una toma específica, es posible realizar adaptaciones según las necesidades individuales del terapeuta y del paciente. La flexibilidad en el uso de las tomas permite ajustar el enfoque y la técnica para obtener el máximo beneficio de cada sesión. Esta adaptabilidad es una ventaja importante, ya que permite al profesional ajustar el tratamiento de acuerdo con la respuesta del paciente y las características específicas del tejido que se está tratando. En resumen, las tomas básicas para la manipulación instrumental de Hands Pro son un aspecto fundamental en la práctica de la fisioterapia moderna. Al centrarse en reducir la carga sobre las manos del profesional, optimizar el uso de la palanca y asegurar la comodidad durante el manejo de las herramientas, se facilita un tratamiento más efectivo y ergonómico. Estos principios aseguran que el terapeuta pueda ofrecer una atención de alta calidad mientras mantiene su bienestar físico y su capacidad para brindar un cuidado continuo y efectivo.

Sujeción en Forma de Puño

La sujeción de la herramienta en forma de puño es una técnica específica que se utiliza para maximizar la eficiencia y comodidad durante el proceso de manipulación instrumental. Este tipo de agarre se define por mantener la herramienta en la mano con el puño cerrado, una postura que ofrece varios beneficios significativos al profesional en fisioterapia.

Características y Ventajas de la Sujeción en Forma de Puño

1. Uso Óptimo de los Músculos Grandes:

Uno de los principales beneficios de utilizar el puño cerrado para sujetar la herramienta es que permite transferir la carga de trabajo a los músculos grandes del cuerpo. Al realizar la manipulación con el puño cerrado, el esfuerzo se concentra en grupos musculares robustos como los bíceps, tríceps, el dorsal ancho y el trapecio, en lugar de los músculos más pequeños y a menudo más fatigados de la mano y los dedos. Esta distribución del esfuerzo no solo reduce la fatiga localizada, sino que también aumenta la potencia y el control durante el tratamiento.

2. Descanso del Dedo Pulgar:

Con el puño cerrado, el dedo pulgar permanece en reposo, minimizando la tensión y el estrés en esta área clave. Este aspecto es crucial porque el dedo pulgar a menudo realiza un trabajo adicional en otros tipos de agarres, lo que puede llevar a la sobrecarga y al dolor. Al mantener el dedo pulgar inactivo, se reduce el riesgo de lesiones y se mejora el confort durante largas sesiones de tratamiento.

3. Versatilidad en la Posición:

La sujeción en forma de puño permite una flexibilidad considerable en la posición de la herramienta. Dependiendo de la técnica y el área a tratar, la toma puede realizarse desde una posición cercana a la cabeza de la herramienta o cerca de los ganchos. Esta versatilidad asegura que el profesional pueda adaptar el agarre según la necesidad específica del tratamiento y la zona del cuerpo que se esté abordando.

4. Posicionamiento Ergonómico:

Para garantizar que la técnica se realice de manera segura y eficiente, la herramienta debe mantenerse perpendicular al antebrazo del profesional. Esta disposición asegura que la manipulación se lleve a cabo en planos adecuados que minimizan el riesgo de lesión o sobrecarga en el hombro. Mantener la herramienta en una posición perpendicular no solo optimiza la mecánica de la manipulación, sino que también previene posibles problemas ergonómicos asociados con posturas incorrectas.

5. Reducción del Riesgo de Lesiones:

El uso de la sujeción en forma de puño ayuda a distribuir la presión y la fuerza de manera más uniforme a lo largo del brazo, reduciendo la posibilidad de sobrecargar áreas específicas del cuerpo. Al utilizar los músculos grandes para manejar la herramienta y mantener una postura ergonómica, se minimizan las tensiones innecesarias y se promueve una técnica más segura y eficiente.

Aplicaciones y Consideraciones

La técnica de sujeción en forma de puño se aplica de manera efectiva con diversas herramientas, incluyendo el Tumi Healer. La correcta aplicación de esta técnica es esencial para asegurar que el tratamiento sea tanto eficaz como cómodo. Al adaptar el agarre según las necesidades del paciente y la naturaleza del tejido tratado, el profesional puede lograr un equilibrio óptimo entre eficacia y confort. En resumen, la sujeción en forma de puño es una técnica valiosa en la manipulación instrumental que ofrece múltiples beneficios ergonómicos y funcionales. Permite un uso más eficiente de los músculos grandes, proporciona descanso al dedo pulgar, y asegura un posicionamiento adecuado de la herramienta. Estos factores combinados contribuyen a una experiencia de tratamiento más cómoda y efectiva tanto para el terapeuta como para el paciente.

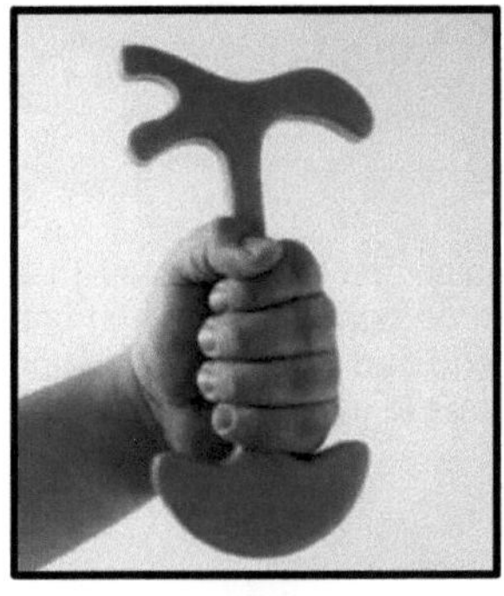

Toma en puño sobre cabeza del Tumi.

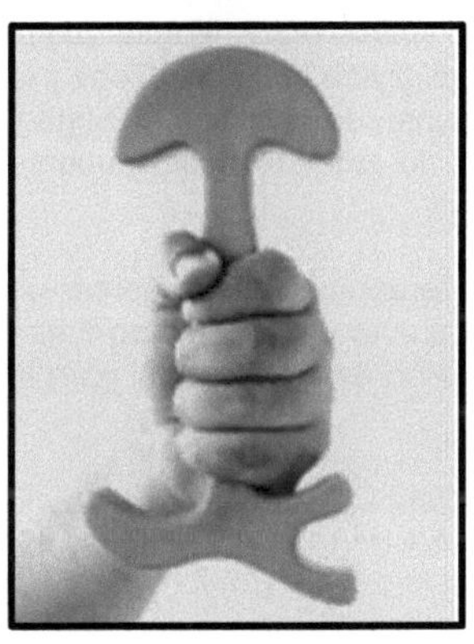

Toma en puño sobre los ganchos.

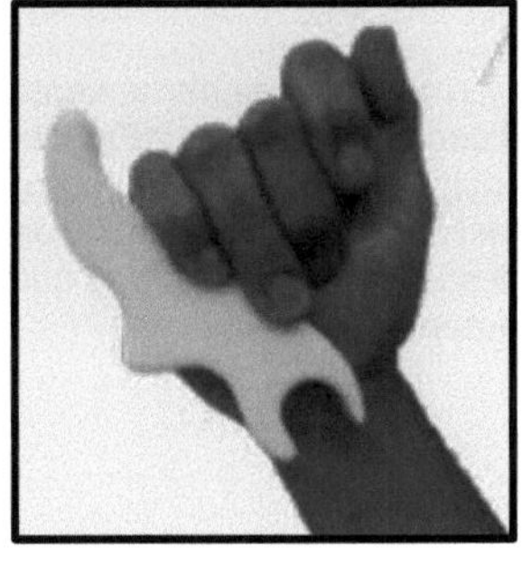

Toma en puño del Arm Pro.

Técnicas de Sujeción en Medio Puño y en Forma de Pistola

En la práctica de la fisioterapia con herramientas especializadas, la técnica de sujeción es crucial para garantizar tanto la eficacia del tratamiento como el confort del profesional. Dos formas de sujeción destacadas son la toma en medio puño y la toma en forma de pistola. Cada una de estas técnicas tiene características particulares que las hacen adecuadas para diferentes herramientas y objetivos terapéuticos.

Sujeción en Medio Puño

La sujeción en medio puño está diseñada para trabajar con herramientas más pequeñas, como el Arm Pro y el Leg Pro. Esta técnica de agarre se basa en una posición en la que la herramienta se sujeta con los dedos en una forma de puño parcialmente cerrado. La principal ventaja de esta toma es la reducción de la carga y la tensión en la mano del terapeuta.

Ventajas de la Sujeción en Medio Puño:

1. Reducción de la Carga en la Mano: La posición en medio puño permite que la presión y el esfuerzo se distribuyan de manera más equilibrada entre los dedos y la palma de la mano. Al no tener que apretar completamente, se minimiza la fatiga y la tensión en los músculos pequeños de la mano, lo que es especialmente importante durante sesiones prolongadas.

2. Mayor Control y Precisión: Con esta técnica, el terapeuta puede ejercer un control más fino sobre la herramienta. Esto es crucial cuando se trabaja en áreas más pequeñas o detalladas del cuerpo, donde la precisión es fundamental para la efectividad del tratamiento.

3. Menor Estrés en los Dedos: Al no forzar un agarre completo, se reduce el riesgo de sobrecargar los dedos, evitando potenciales molestias o lesiones en los tejidos de la mano.

Sujeción en Forma de Pistola

La sujeción en forma de pistola, llamada así debido a la forma en que la herramienta se sostiene, es una técnica que se utiliza principalmente con el Tumi Healer. En esta técnica, la herramienta se agarra por el cuerpo principal, con el dedo índice estabilizando la cabeza del instrumento. La disposición del dedo índice puede variar, estando dirigido hacia la cabeza del Tumi Healer o hacia sus ganchos, mientras que el resto de la mano descansa sobre el cuerpo del instrumento.

Ventajas de la Sujeción en Forma de Pistola:

1. Alineación del Dedo Pulgar: En esta toma, el dedo pulgar queda completamente alineado y sin carga, lo que evita la tensión innecesaria y el malestar en esta parte de la mano. Esto permite al terapeuta trabajar de manera más cómoda y prolongada sin comprometer su ergonomía.

2. Uso Eficiente de Músculos Grandes: El diseño de esta sujeción permite que la fuerza sea aplicada principalmente mediante los músculos grandes del brazo, como los bíceps, tríceps, dorsal ancho y trapecio. Esto no solo optimiza el esfuerzo durante el tratamiento, sino que también reduce la fatiga en los músculos más pequeños y específicos de la mano.

3. Flexibilidad en la Posición de Agarre: La toma en forma de pistola permite variar el punto de sujeción, ya sea cerca de la cabeza del Tumi Healer o de sus ganchos. Esta adaptabilidad es crucial para ajustar la técnica de manipulación según las necesidades del tratamiento y el área a tratar.

4. Facilita Técnicas de Manipulación Especializadas: Esta técnica de sujeción es ideal para realizar manipulaciones paralelas y transversales a las fibras musculares. Además, permite llevar a cabo trabajos miofasciales más superficiales con mayor eficacia, dado que proporciona un control preciso y una mejor alineación durante el procedimiento.

La sujeción en medio puño y en forma de pistola representan dos enfoques distintos para la utilización de herramientas en fisioterapia. La primera es ideal para herramientas más pequeñas y proporciona una reducción significativa de la carga en la mano, mejorando el control y la precisión. La segunda, utilizada con el Tumi Healer, permite una manipulación más ergonómica y eficiente mediante el uso de músculos grandes, facilitando una variedad de técnicas terapéuticas con mayor comodidad. Elegir la técnica de sujeción adecuada es esencial para maximizar la eficacia del tratamiento y asegurar el bienestar del profesional durante el uso de estas herramientas.

Toma en pistola sobre Leg Pro.

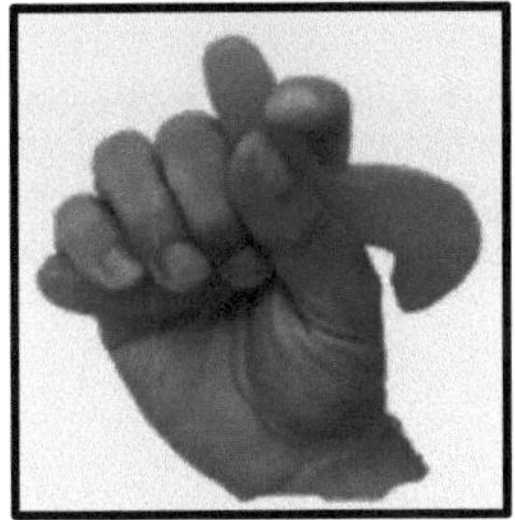

Toma en pistola sobre los ganchos.

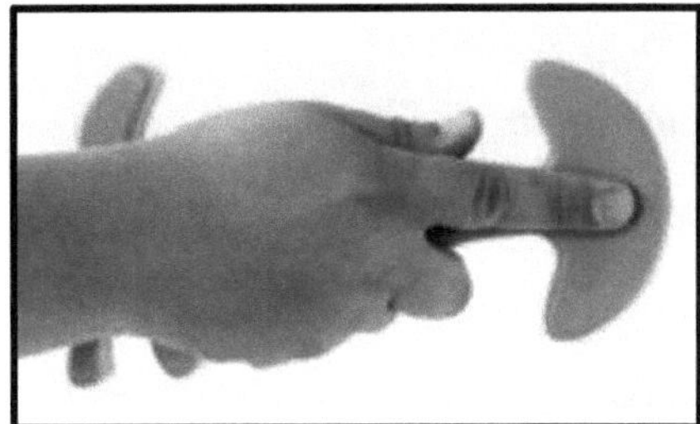

Toma en Remo

La técnica de sujeción conocida como "toma en remo" debe su nombre al parecido con el movimiento de remar. Esta forma de agarre se destaca por su eficiencia al permitir que el trabajo terapéutico se realice principalmente con los brazos, mientras que las manos simplemente sirven como apoyo para la herramienta. Aunque la fuerza aplicada por el profesional es relativamente mínima, el impacto y los resultados de la manipulación pueden ser significativamente efectivos.

Descripción de la Técnica

En la toma en remo, el Tumi Healer se sostiene con ambas manos. Una mano fija la herramienta en una posición estable, ya sea en la cabeza o en los ganchos, mientras que la otra mano se encarga de manipular la herramienta a lo largo del tejido a tratar. Este enfoque facilita una distribución óptima del esfuerzo y permite que el terapeuta emplee los músculos grandes del cuerpo en lugar de depender excesivamente de la fuerza de las manos.

Ventajas de la Toma en Remo

1. Alivio de la Carga en el Dedo Pulgar: Uno de los beneficios más notables de esta técnica es que el dedo pulgar no soporta ninguna carga, ya que su función se limita a proporcionar soporte en lugar de aplicar fuerza directa. Esto ayuda a evitar la fatiga y el estrés en esta área, permitiendo al terapeuta trabajar con mayor comodidad durante períodos prolongados.

2. Uso Eficiente de los Músculos Principales: La toma en remo permite que el trabajo se realice utilizando músculos grandes del cuerpo, como los bíceps, tríceps, el dorsal ancho y el trapecio. Al emplear estos grupos musculares, el terapeuta puede aplicar una fuerza más controlada y sostenida sin sobrecargar las estructuras más pequeñas y menos resistentes de la mano.

3. Versatilidad en el Agarre: La técnica de remo se puede adaptar fácilmente a diferentes posiciones de la herramienta, ya sea cerca de la cabeza o cerca de los ganchos del Tumi Healer. Esta flexibilidad permite ajustar la técnica según las necesidades del tratamiento y el área específica del cuerpo en la que se está trabajando.

4. Eficacia en la Manipulación: La toma en remo facilita la ejecución de técnicas de manipulación tanto paralelas como transversales a las fibras musculares. Esta capacidad de trabajar en diversas direcciones es esencial para tratar tejidos blandos de manera efectiva, promoviendo una mejor movilización y liberación de adherencias.

5. Adecuada para Tejidos Grandes y Profundos: Esta técnica es especialmente adecuada para trabajar con tejidos grandes y profundos, como los músculos grandes y las estructuras miofasciales extensas. La manera en que se aplica la fuerza permite una penetración adecuada en los tejidos profundos, favoreciendo una recuperación más completa y efectiva.

Aplicaciones de la Toma en Remo

La toma en remo es ideal tanto para trabajar en la columna vertebral como en las extremidades. Su capacidad para mantener una presión constante y controlada la hace una opción excelente para tratar áreas extensas y para técnicas que requieren una manipulación firme pero suave. Además, esta técnica puede ser utilizada en diversas posiciones del paciente, adaptándose a la anatomía y a las necesidades específicas del tratamiento.

La toma en remo ofrece una solución ergonómica y eficaz para la manipulación instrumental en fisioterapia. Al permitir que los músculos grandes del cuerpo realicen la mayor parte del trabajo y al mantener el dedo pulgar libre de carga, esta técnica proporciona un método cómodo y potente para tratar tejidos grandes y profundos. Su versatilidad y capacidad para adaptarse a diferentes posiciones de la herramienta y técnicas de manipulación hacen de la toma en remo una herramienta valiosa en el repertorio del terapeuta.

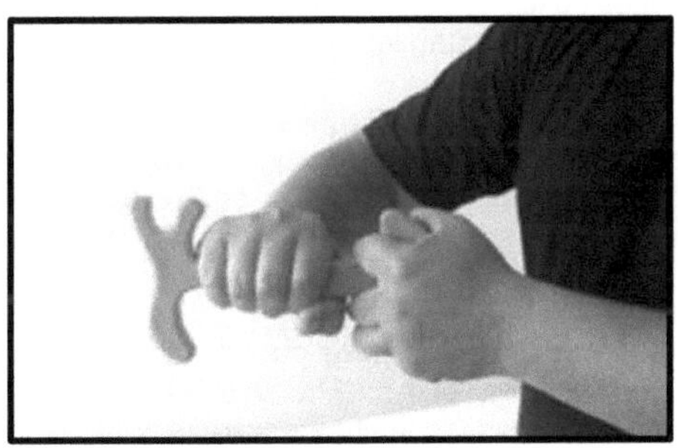

Toma en pistola-remo del Tumi, para técnicas del lado derecho.

Toma en Pinza

La "toma en pinza" es una técnica de sujeción que se denomina así debido a la manera en que se emplean los dedos para agarrar las herramientas, similar a cómo se usaría una pinza. En este tipo de agarre, el índice y el pulgar actúan como las "mandíbulas" de la pinza, sujetando la herramienta firmemente mientras que la mayor parte del trabajo se realiza mediante el movimiento del brazo y el antebrazo. A pesar de que los dedos participan en el proceso, la carga de la fuerza se distribuye de manera que no recae directamente sobre las articulaciones de los dedos, lo que ayuda a minimizar la fatiga y el riesgo de lesiones en estas áreas.

Descripción de la Técnica

En la toma en pinza, la herramienta, ya sea el Tumi Healer, el Arm Pro o el Leg Pro, se agarra entre el pulgar y el índice. Esta configuración permite una manipulación precisa, ideal para trabajar en áreas pequeñas, puntos gatillo y zonas superficiales del cuerpo. A pesar de que los dedos están involucrados en la sujeción, se recomienda que el movimiento de la herramienta se ejecute utilizando el brazo y el antebrazo, asegurando así que la fuerza aplicada sea mayormente controlada por los músculos grandes en lugar de por las articulaciones de los dedos.

Ventajas de la Toma en Pinza

1. Minimización de la Carga en el Dedo Pulgar: Una de las principales ventajas de la toma en pinza es que el dedo pulgar se mantiene completamente alineado y sin carga significativa. Esto es crucial para evitar la sobrecarga en el pulgar, que podría llevar a molestias o lesiones si se le aplica una presión excesiva durante el uso prolongado.

2. Uso de Músculos Mayores para la Aplicación de Fuerza: La técnica está diseñada para permitir que la fuerza y el control provengan principalmente de los músculos grandes del cuerpo, como el bíceps y el tríceps. Al utilizar estos grupos musculares para realizar la manipulación, se logra una aplicación más efectiva de la fuerza sin sobrecargar las articulaciones de los dedos, lo que favorece una mayor durabilidad y comodidad durante las sesiones de tratamiento.

3. Precisión en el Trabajo en Áreas Pequeñas y Superficiales: La toma en pinza es especialmente eficaz para tratar áreas pequeñas, puntos gatillo y zonas superficiales del cuerpo. La precisión que permite este tipo de agarre facilita el tratamiento de tejidos específicos sin la necesidad de aplicar una presión excesiva o de afectar áreas circundantes.

4. Adaptabilidad a Diferentes Herramientas: Esta técnica puede aplicarse con varias herramientas, incluyendo el Tumi Healer, el Arm Pro y el Leg Pro. La capacidad de adaptar la toma en pinza a diferentes instrumentos y áreas del cuerpo hace que sea una técnica versátil y valiosa en el repertorio del terapeuta.

Aplicaciones de la Toma en Pinza

La toma en pinza es ideal para situaciones que requieren una manipulación precisa y controlada, especialmente en áreas más pequeñas o en tejidos superficiales. Su diseño permite al profesional aplicar técnicas focalizadas sin poner una carga excesiva en los dedos, lo que facilita la realización de trabajos delicados y específicos. Además, al integrar el movimiento del brazo y el antebrazo, la técnica ayuda a mantener la eficacia en la aplicación de la fuerza y reduce el riesgo de fatiga en las manos del terapeuta.

La toma en pinza ofrece una solución eficiente para la manipulación instrumental en fisioterapia, al combinar la precisión de los dedos con el poder de los músculos grandes del brazo. Su capacidad para mantener el dedo pulgar libre de carga y su eficacia en el trabajo con áreas pequeñas y superficiales hacen de esta técnica una herramienta valiosa para el terapeuta. Al aplicar la toma en pinza de manera adecuada, se pueden lograr resultados efectivos en el tratamiento de tejidos específicos, mientras se preserva la comodidad y la durabilidad del profesional durante las sesiones.

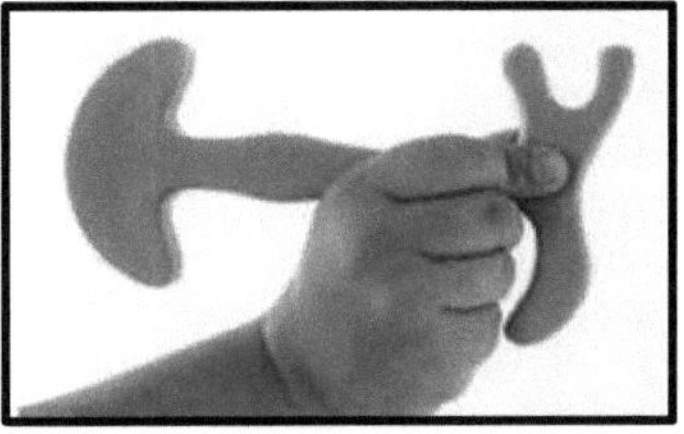

Toma en pinza para el Tumi.

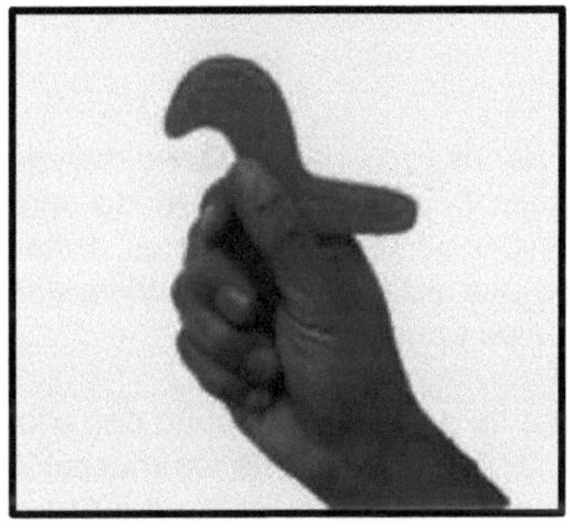

Toma en pinza para el Leg Pro.

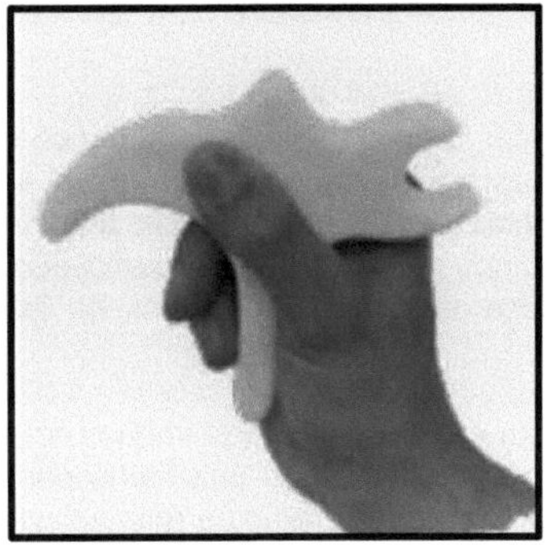

Toma en pinza para el Arm Pro.

Sinopsis Ampliada

El desarrollo de las herramientas Hands Pro se inspiró en la anatomía de la mano, lo que implica que se debe adoptar una técnica específica para su uso. Este diseño no es arbitrario, sino que responde a un enfoque ergonómico que busca optimizar la interacción entre la herramienta y el terapeuta. La intención es que estas herramientas se adapten de manera natural a la forma y al movimiento de la mano, facilitando su manipulación y aumentando su eficacia en el tratamiento de tejidos.

Adaptabilidad y Versatilidad en el Diseño

El diseño anatómico de las herramientas Hands Pro permite una integración fluida con la mano del profesional. Cada herramienta ha sido fabricada teniendo en cuenta la ergonomía y la funcionalidad, lo que asegura que se ajusten cómodamente al agarre natural del terapeuta. Esto significa que, aunque la técnica de sujeción pueda variar, la herramienta mantendrá una relación armónica con la mano, promoviendo un uso eficiente y cómodo. La adaptabilidad de estas herramientas asegura que puedan ser manipuladas con facilidad, permitiendo al profesional realizar su trabajo con mayor precisión y menor esfuerzo.

Tipos de Agarre y Su Aplicación

Para maximizar la efectividad de las herramientas Hands Pro y garantizar su manejo óptimo, se han desarrollado varias técnicas de sujeción, cada una diseñada para aprovechar al máximo las características específicas de las herramientas. Estas técnicas de agarre se denominan "tomas", y cada una está adaptada a diferentes formas de manipulación de los tejidos. Las principales tomas son:

1. Toma en Puño: En esta técnica, la herramienta se sujeta con el puño cerrado. Esta forma de agarre permite que la fuerza se distribuya a través de los músculos grandes del brazo, como el bíceps y el tríceps, minimizando la carga sobre las articulaciones de los dedos. La toma en puño es ideal para aplicar fuerza de manera controlada y es especialmente útil para trabajar en áreas extensas o para técnicas que requieren una presión uniforme.

2. Toma en Pinza: La toma en pinza implica sujetar la herramienta con el índice y el pulgar, similar a cómo se usaría una pinza. Aunque los dedos participan en la sujeción, el movimiento principal se realiza con el brazo y el antebrazo. Esta técnica es adecuada para trabajar en áreas pequeñas, puntos gatillo y zonas superficiales, permitiendo una manipulación precisa sin sobrecargar las articulaciones de los dedos.

3. Toma en Remo: Esta toma recibe su nombre por el movimiento que imita el acto de remar. Se agarra la herramienta con ambas manos, utilizando una mano para estabilizar la herramienta y la otra para manipularla. La toma en remo permite aplicar una fuerza mínima con las manos mientras que los músculos grandes del brazo realizan la mayor parte del trabajo. Es especialmente útil para tratar áreas amplias o para técnicas que requieren un movimiento fluido y extendido.

4. Toma en Pistola: En esta técnica, la herramienta se sostiene en una posición similar a cómo se sostendría una pistola. El índice y el pulgar estabilizan la herramienta, mientras que el resto de la mano proporciona soporte. Esta toma facilita un trabajo preciso y controlado, permitiendo al profesional realizar técnicas de manipulación paralelas y transversales a las fibras musculares.

El diseño de las herramientas Hands Pro no solo responde a consideraciones funcionales, sino que también está profundamente arraigado en la ergonomía de la mano humana. Las tomas en puño, pinza, remo y pistola ofrecen una variedad de enfoques para el manejo de las herramientas, adaptándose a diferentes necesidades y técnicas de tratamiento. Cada tipo de agarre ha sido diseñado para optimizar el confort y la eficacia del profesional, facilitando el trabajo sobre los tejidos y contribuyendo a un tratamiento más efectivo y menos demandante físicamente.

CAPÍTULO 7
Hands Pro
Fisioterapia En El Deporte

Rehabilitación Deportiva

La rehabilitación deportiva, también conocida como readaptación deportiva, abarca una variedad de métodos para tratar lesiones provocadas por la práctica de deportes. En este contexto, es importante señalar que la fisioterapia es una parte integral de la rehabilitación deportiva. Este campo se compone de diversas intervenciones llevadas a cabo por expertos de distintas disciplinas. Algunas ramas son:

- Medicina deportiva
- Nutrición deportiva
- Psicología deportiva
- Fisioterapia

Rehabilitación Deportiva

La meta fundamental de la rehabilitación deportiva es facilitar el retorno del atleta a las actividades que realizaba previamente a su lesión. El equipo de profesionales que contribuye a este proceso está conformado por fisioterapeutas, entrenadores, quiroprácticos y masajistas.

Funciones Del Rehabilitador Deportivo

- Trabajar junto al fisioterapeuta
- Estudiar y valorar el caso de la lesión
- Valorar, supervisar y mejorar el rendimiento de los deportistas.
- Prevención, educación, reeducación y rehabilitación
- Estudio de la dimensión psicológica de la lesión

Técnicas Que Se Emplean En La Rehabilitación

Ultrasonido: Es un recurso sumamente eficaz para mejorar el flujo sanguíneo en una zona afectada.

Estimulación Eléctrica: Es aquella que utiliza impulsos eléctricos para penetrar en el músculo y reducir el malestar.

Estiramientos y Ejercicios: Estos son esenciales para restablecer la movilidad en el área dañada. Sin embargo, siempre deben llevarse a cabo bajo la supervisión de un profesional médico.

Lesiones Deportivas Más Comunes

- Esguinces y fracturas
- Desgarros musculares.
- Lesiones en la rodilla. Principalmente, roturas de ligamento y menisco

- Lesiones en el tendón de Aquiles
- Dislocaciones
- Bursitis
- Dolores en las lumbares

¿Cómo Se Aplica El Tratamiento?

La rehabilitación deportiva comienza con un tratamiento para aliviar el dolor, que suele ser proporcionado por un especialista. Entre las técnicas empleadas para el alivio del dolor se encuentran el hielo, la aplicación de calor, el ultrasonido y la estimulación eléctrica. Asimismo, el ultrasonido es una herramienta eficaz para mejorar la circulación en la zona afectada. Por su parte, la estimulación eléctrica utiliza impulsos eléctricos para penetrar en el músculo y reducir el dolor.

Rehabilitación Deportiva En Los Gimnasios

Esta práctica busca:

- Fomentar la práctica de destrezas físicas y la evaluación de movimientos técnicos a través de dispositivos interactivos y actividades recreativas.
- Actividad física terapéutica y preparación para el regreso a la funcionalidad. Un gimnasio diseñado para optimizar las capacidades musculares a través de un programa de carga personalizado elaborado por nuestros fisioterapeutas especializados.
- Actividad física terapéutica y preparación para el retorno a la funcionalidad. Un gimnasio orientado a fomentar capacidades neuromusculares como la fuerza, potencia y agilidad, que faciliten la reintegración del deportista a su máximo nivel de competencia.

Herramientas De Rehabilitación

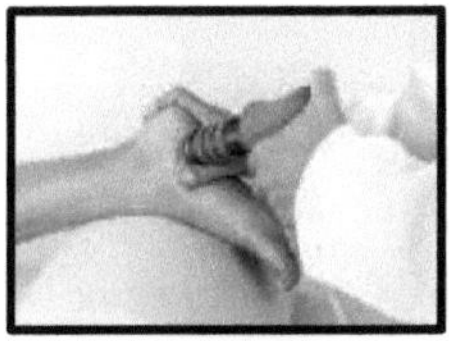

Ondas de Choque

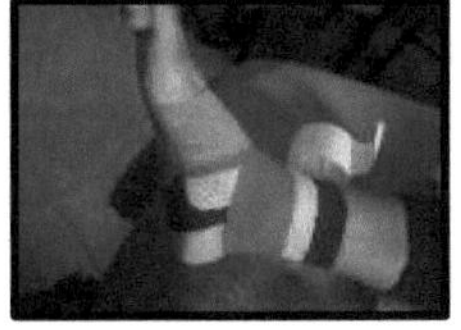

Vendaje Neuromuscular

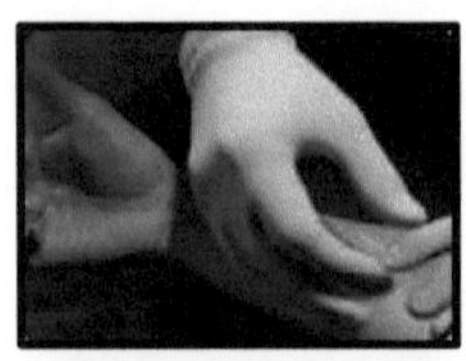

Punción Seca

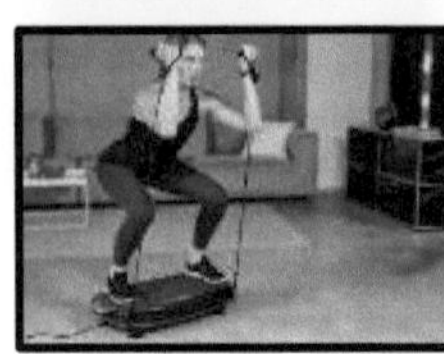

Plataforma Vibratoria

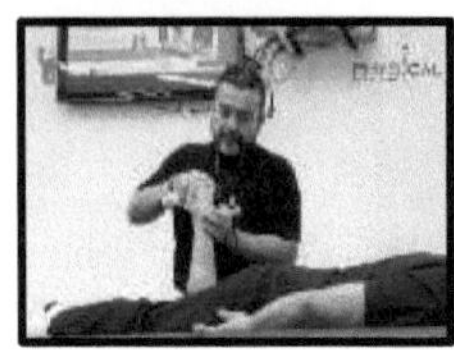

Manipulación Instrumental Hands Pro

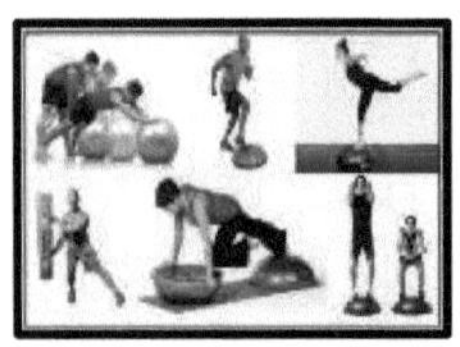

Ejercicios Propioceptivo y Funcionales

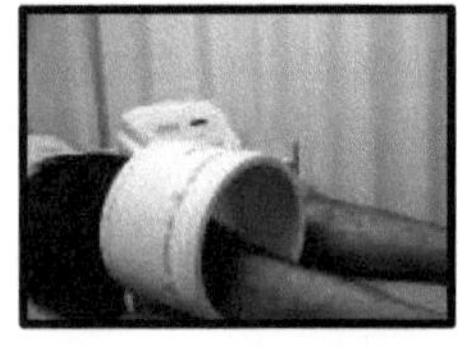

Magnetoterapia

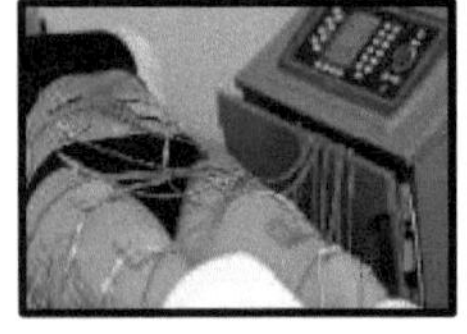

Electroterapia

Manejos Complementarios

Plasma rico en plaquetas: La biotecnología de la medicina regenerativa agrupa las plaquetas ricas en factores de crecimiento, a través de un procedimiento meticuloso y complicado de concentración. Estas plaquetas se aplican en la zona afectada tras ser activadas para que liberen sus factores de crecimiento, los cuales aceleran el proceso de sanación.

Infiltración: Gestiona de forma rápida y eficaz el dolor y la inflamación en las articulaciones. Esto se lleva a cabo mediante la administración directa de un fármaco antiinflamatorio, que contiene ácido hialurónico, en la zona afectada a través de una inyección, con el fin de mejorar la función en articulaciones deterioradas por el uso excesivo y/o el envejecimiento.

Análisis de Carrera y de Calzado: Se trata de una evaluación realizada por un equipo de médicos y fisioterapeutas especializados en deportes, que permite analizar la técnica de cada corredor según sus características anatómicas y biomecánicas particulares. Esto ayuda a identificar posibles errores técnicos y prevenir la aparición de lesiones en el futuro.

Prueba de Esfuerzo Cardio Pulmonar/Vascular: Es un recurso que nos ayuda a determinar la capacidad aeróbica máxima mediante diversas evaluaciones, con el propósito de analizar el impacto del ejercicio en el corazón, incluyendo su recuperación y la actividad eléctrica, para minimizar el riesgo de paro cardíaco repentino.

Fases De La Rehabilitación Deportiva

- Lesión aguda
- Diferente a la lesión por sobreuso
- Afecta el desarrollo integral deportivo
- La lesión de una estructura provoca atrofia, falta de acondicionamiento, disminución de la propiocepción, alteraciones en los patrones de movimiento, pérdida de los engramas del movimiento técnico y lesiones secundarias por sobrecarga.

Proceso De Reparación Tisular

Fase inflamatoria tiene una duración de 2 a 3 días

- Macrófagos
- RICE
- Ecografía después de 48 horas

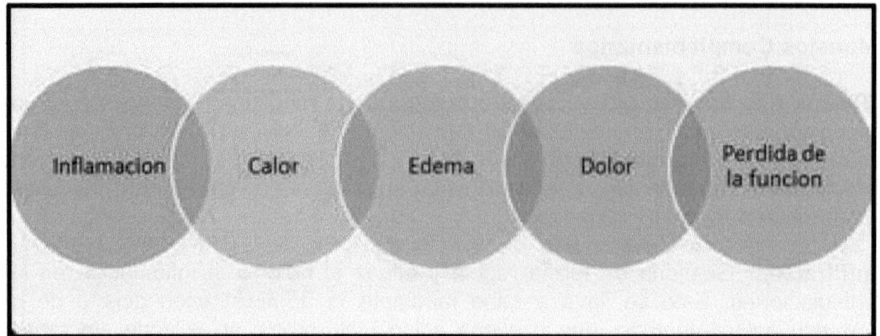

Fase Proliferativa (Reparación)

- 4to día de producida la lesión y suele durar 2 o 3 semanas
- Fibroblastos
- Angiogénesis
- El proceso de reparación requiere movimiento de la extremidad (tejidos funcionales)

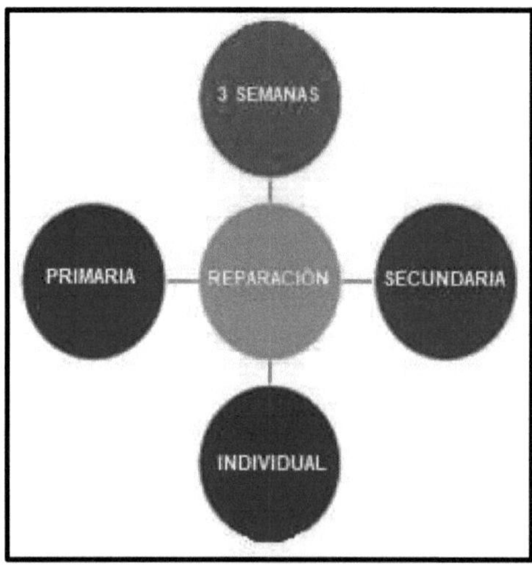

Maduración / Remodelación

- Dura 3 Semanas, 3 meses, 1 año, 2 años o más.
- Las miofibrillas maduran y se reorganizan formándose una cicatriz de colágeno permanente.
- Tejido con características, propiedades motoras y viscoelásticas que tenía antes de la lesión

Reparación De Tejidos

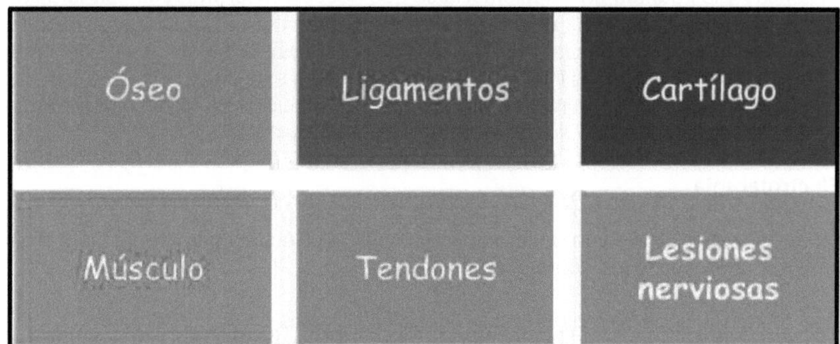

Pasos Para Rehabilitar A Un Deportista

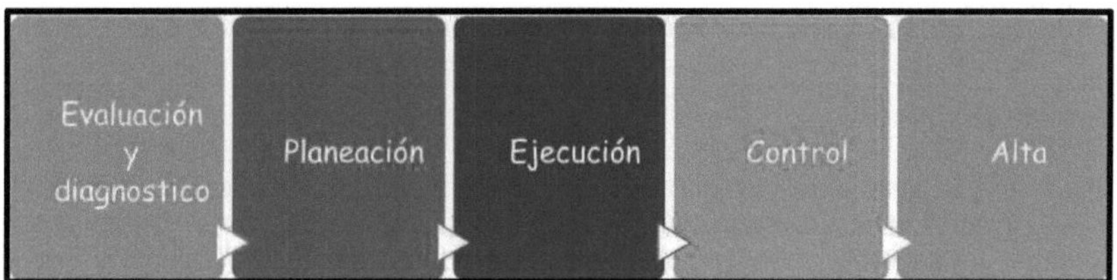

Fases De Rehabilitación

Fase 1: Protectiva o de recuperación posoperatoria
Fase 2: Fuerza y control neuromuscular
Fase 3: Fase de fuerza e impacto (correr, agilidad, aterrizaje)
Fase 4: Fase de retorno al campo
Fase 5: No se compite si no se ha entrenado / Retorno al campo y competencias gradualmente

Técnicas De Rehabilitación Deportiva

Fisioterapia Deportiva

- La fisioterapia deportiva es la técnica inicial utilizada en la rehabilitación deportiva.
- Está enfocada en la atención y prevención de lesiones que pueden ocurrir durante la actividad deportiva.

- El fisioterapeuta es un recurso esencial para reconocer y localizar las bandas tensas y los puntos gatillo miofasciales que necesitan ser tratados con terapias de infiltración.
- El fisioterapeuta especializado en deportes analiza la biomecánica de cada individuo e identifica las limitaciones y desviaciones existentes, lo que le permite crear y proporcionar rutinas de estiramientos y ejercicios de fortalecimiento que el atleta incorporará en sus programas de entrenamiento.

Electroterapia

A través de esta técnica se genera una estimulación eléctrica que afecta tanto a las terminaciones nerviosas como a las musculares.

Hay diferentes tipos de rehabilitación deportiva basadas en electroterapia:

- Estimulación transcutánea de los nervios periféricos
- Ultrasonidos
- Electroacupuntura
- Ondas de choque

Drenaje Linfático

El sistema linfático está formado por una red de vasos y nódulos a través de los cuales fluye la linfa, un líquido filtrado del espacio intercelular. Este líquido puede contener microorganismos, grasas y otros desechos, que son eliminados en los ganglios linfáticos, donde los linfocitos los destruyen. El drenaje linfático se basa en estimular la circulación de la linfa mediante masajes que siguen el recorrido de estos vasos, potenciando su función depurativa y mejorando el funcionamiento del sistema inmunológico.

Crioterapia

Se trata de la exposición del cuerpo, o de una zona específica, a temperaturas extremadamente bajas. Inicialmente, el frío provoca una vasoconstricción, seguida de una vasodilatación reactiva, que mejora la circulación sanguínea y trae múltiples beneficios. Este proceso activa un ciclo de isquemia y reperfusión, considerado un tipo de "entrenamiento celular" para tolerar períodos con menor suministro de oxígeno, similar a cómo la ozonoterapia estimula los mecanismos antioxidantes.

Suplementación Deportiva

En términos generales, recurrimos a la suplementación deportiva como un apoyo tanto para reducir la inflamación como para mejorar el rendimiento físico y favorecer el aumento de la fuerza y la resistencia muscular. Se han sugerido múltiples suplementos, aunque en muchos casos la evidencia científica es limitada, lo que lleva a un enfoque de "prueba y error" según las necesidades individuales de cada persona.

Rehabilitación Después De Lesiones Deportivas

Suplementación Deportiva

Las lesiones deportivas se refieren a daños sufridos durante la práctica de actividades recreativas. Estas suelen incluir traumatismos agudos en el sistema musculo esquelético. No obstante, el término también puede englobar afecciones crónicas, degenerativas y de uso repetitivo. Al abordar este tipo de lesiones, es esencial considerar el historial del paciente y el mecanismo del daño, junto con una evaluación física y funcional, para establecer la magnitud del problema. Existen diversas causas y formas de lesiones deportivas.

Rehabilitación De Lesiones En Deportistas Y Atletas

La recuperación de lesiones en deportistas y atletas implica restaurar tanto la estructura adecuada (anatomía) como el funcionamiento óptimo (fisiología). Las lesiones en el sistema musculo esquelético son inevitables al practicar deportes de contacto. Las más serias suelen ocurrir en el fútbol, seguidas de cerca por la gimnasia y el hockey sobre hielo.

Clasificación Lesión Tisular

Macrotraumáticas: Este tipo de lesiones ocurre debido a un impacto intenso, como una caída, accidente o choque. Son más frecuentes en disciplinas deportivas de contacto, como el fútbol o el rugby.

Microtraumáticas: Lesiones prolongadas causadas por el uso excesivo de un músculo, articulación, ligamento o tendón. Estas lesiones son más habituales en deportes como la natación, el ciclismo y el remo. La recuperación debe iniciarse lo antes posible, integrándose de manera continua con otras terapias.

Plan De Rehabilitación

La recuperación de lesiones en deportistas debe considerar que el atleta retornará al mismo entorno en el que ocurrió la lesión. Por lo tanto, su capacidad funcional debe ser igual o incluso superior a la que tenía antes del incidente. El propósito principal de la rehabilitación es minimizar la magnitud del daño, reducir o revertir el deterioro y la pérdida de funciones, así como prevenir, corregir o eliminar cualquier discapacidad.

Pautas De Rehabilitación

Evitar que empeore: Es fundamental evitar el empeoramiento de la lesión durante la fase de recuperación. Un mal uso de los ejercicios terapéuticos podría intensificar el daño si no se aplican de manera adecuada.

Sincronización: El inicio de los ejercicios terapéuticos debe darse lo antes posible, siempre y cuando no haya peligro de empeorar la lesión.

Individualización: Cada individuo reacciona de manera distinta a una lesión y al proceso de rehabilitación. Aunque dos lesiones puedan parecer semejantes, existen variaciones sutiles que pueden influir en la respuesta de una persona.

Secuenciación específica: Un plan de actividad física terapéutica debe adherirse a un orden particular de etapas. Este orden se establece en función de la respuesta fisiológica del organismo durante el proceso de recuperación.

Intensidad: La intensidad del plan de actividad física terapéutica debe ser suficiente para que el músculo o área afectada trabaje, pero al mismo tiempo debe evitar empeorar la lesión.

Paciente: Es necesario tener en cuenta las otras regiones del cuerpo durante la rehabilitación de lesiones. Es fundamental que las zonas no afectadas mantengan un funcionamiento adecuado.

Rehabilitación Física Tras Lesiones Y Postoperatorios

La fisioterapia contribuye a recuperar la movilidad y la funcionalidad de los individuos. Cuando una lesión deportiva requiere una cirugía correctiva, la rehabilitación posterior a la operación se convierte en el aspecto más crucial para asegurar que el atleta pueda reanudar su entrenamiento.

Beneficios De La Fisioterapia Postquirúrgica

- Favorecer la consolidación de las fracturas
- Tratar las afectaciones a las partes blandas
- Trabajar la movilidad y la flexibilidad
- Calmar el dolor postoperatorio
- Evitar complicaciones y prevenir futuras lesiones

Técnicas Fisioterapéuticas

Las diversas técnicas de fisioterapia se utilizan para abordar desde lesiones y traumatismos hasta enfermedades crónicas o trastornos neurológicos. La rehabilitación física a menudo se asocia con lesiones deportivas, traumas o procesos de recuperación después de una cirugía. Aunque la fisioterapia es recomendada para una amplia gama de tratamientos de rehabilitación, es especialmente beneficiosa en el caso de lesiones en la rodilla y el hombro. La recuperación de articulaciones como la rodilla o el hombro generalmente incluye varias sesiones de fisioterapia integral y una serie de manipulaciones instrumentales como de ejercicios físicos apropiados.

Rehabilitación De Rodilla

Al observar la articulación de la rodilla, el enfoque fisioterapéutico más habitual, vinculado a la rehabilitación, se asocia con lesiones o desgarros de ligamentos. Las lesiones en la rodilla a menudo resultan agotadoras, ya que requieren un proceso de rehabilitación prolongado. La rodilla es una articulación clave para mantenernos en posición vertical y caminar, además de soportar el peso de todo nuestro cuerpo.

Rehabilitación De Hombro

En lo que respecta al hombro, la rehabilitación fisioterapéutica puede llevarse a cabo para abordar una tendinitis o un desgarro del manguito rotador. Asimismo, existen técnicas manuales e instrumentales que facilitan la recuperación de los músculos y tendones después de una cirugía en el hombro. Nuestro fisioterapeuta también nos sugerirá ejercicios apropiados para restablecer la movilidad del hombro, los cuales podremos realizar en casa. El programa de ejercicios incluirá, con seguridad, estiramientos y movimientos pendulares, así como ejercicios de elevación y rotación.

Conclusiones

- La rehabilitación deportiva, o readaptación deportiva, consiste en un conjunto de diversas técnicas de tratamiento para lesiones que surgen debido a la práctica de un deporte. En efecto, podemos afirmar que la fisioterapia forma parte integral del ámbito de la rehabilitación deportiva.

- La recuperación de articulaciones como la rodilla o el hombro generalmente implica múltiples sesiones de fisioterapia, junto con una serie de ejercicios físicos apropiados.

- El fisioterapeuta especializado en deportes analiza la biomecánica de cada paciente y reconoce las restricciones y desviaciones que presenta. Además, elabora y proporciona rutinas de estiramientos y ejercicios de fortalecimiento que el atleta incorporará en sus programas de entrenamiento.

- Para disminuir el efecto de estas lesiones, la rehabilitación posterior a la cirugía debe movilizar las articulaciones cercanas utilizando métodos como la electroterapia, ejercicios isométricos para los músculos afectados, así como técnicas de irradiación y facilitación neuromuscular propioceptiva (FNP).

- La rehabilitación fisioterapéutica puede llevarse a cabo para abordar una tendinitis o un desgarro del manguito rotador. Además, existen técnicas manuales que contribuyen a la recuperación de los músculos y tendones después de una cirugía en el hombro.

Definición de Ejercicio

El ejercicio es una forma particular de actividad física que se organiza de manera estructurada y repetitiva con un propósito claro: mantener o mejorar uno o varios aspectos de la aptitud física. De acuerdo con la Organización Mundial de la Salud (OMS), el ejercicio es esencial para prevenir enfermedades y mejorar tanto la salud mental como física.

Respuestas Fisiológicas al Ejercicio

La práctica de ejercicio desencadena respuestas inmediatas en el cuerpo, como el aumento de la frecuencia cardíaca, el incremento en la respiración y una mayor demanda de oxígeno. Estas respuestas son necesarias para abastecer de energía a los músculos. A largo plazo, las adaptaciones incluyen mejoras significativas en la capacidad aeróbica, la fuerza muscular y la eficiencia metabólica.

Fisiología del Ejercicio: Se refiere a los cambios agudos y adaptaciones crónicas del cuerpo frente al esfuerzo. Durante el ejercicio, el cuerpo se enfrenta a demandas crecientes de energía, que se reflejan en el sistema cardiovascular, respiratorio y muscular.

Rendimiento Deportivo: Aquellos que practican deportes buscan maximizar su rendimiento físico y minimizar el riesgo de lesiones. Esto se logra mediante programas que enfocan en la fuerza, resistencia y técnica.

Fisioterapia: En rehabilitación, el ejercicio terapéutico se usa para la recuperación de lesiones, mejora de la movilidad y fortalecimiento muscular. Cada programa es adaptado de manera personalizada y supervisado por un fisioterapeuta.

Componentes del Ejercicio

El ejercicio en fisioterapia se orienta a desarrollar distintos aspectos de la aptitud física, tales como la resistencia cardiovascular, la fuerza muscular, la flexibilidad, la velocidad y la composición corporal.

Resistencia Cardiovascular: Actividades como correr, nadar o andar en bicicleta, que incrementan la eficiencia del corazón y los pulmones para suministrar oxígeno a los músculos.

Fuerza Muscular: El levantamiento de pesas y los ejercicios de resistencia que mejoran la masa muscular y aumentan la fuerza.

Flexibilidad: Actividades como el yoga y los estiramientos que permiten mejorar el rango de movimiento de las articulaciones.

Potencia y Velocidad: Ejercicios como los sprints y el entrenamiento pliométrico que desarrollan la capacidad de generar movimientos rápidos y potentes.

Composición Corporal: Programas de ejercicios que ayudan a mantener un equilibrio saludable entre la masa muscular y la grasa corporal.

Contracción Muscular y Mecanismo de Acción

La contracción muscular es fundamental para cualquier tipo de movimiento físico. Se produce a través de un complejo mecanismo en el que las proteínas contráctiles del músculo generan fuerza. Dentro de los músculos esqueléticos, las fibras musculares contienen miofibrillas, formadas por unidades contráctiles llamadas sarcomeros. La contracción ocurre cuando los filamentos de actina y miosina se deslizan uno sobre otro, formando lo que se conoce como puentes cruzados.

Teoría del Deslizamiento de Filamentos: Esta teoría explica que los filamentos de actina y miosina se deslizan entre sí, utilizando la energía del ATP para generar contracción muscular.

Ciclo de ATP: La hidrólisis del ATP es el proceso mediante el cual se libera la energía necesaria para que los puentes cruzados se formen y se rompan, facilitando el movimiento.

Impulso Nervioso: Todo movimiento muscular se inicia con la liberación de un impulso nervioso en la unión neuromuscular, lo que provoca la liberación de calcio y desencadena la interacción entre actina y miosina.

Tipos de Contracción Muscular

Existen diferentes tipos de contracción muscular:

Contracción Isométrica: El músculo genera tensión sin cambiar su longitud, como cuando se empuja contra una pared.

Contracción Concéntrica: El músculo se acorta al generar fuerza, como al levantar un objeto.

Contracción Excéntrica: El músculo se alarga mientras resiste una carga, como al bajar un peso lentamente.

Movilidad y Flexibilidad

Ejercicios que permiten mejorar el rango de movimiento y la flexibilidad de las articulaciones, promoviendo la función articular y la prevención de rigidez.

Fuerza Muscular

Programas de resistencia que se centran en fortalecer grupos musculares debilitados debido a una lesión o enfermedad.

Equilibrio y Coordinación

Ejercicios diseñados para mejorar la estabilidad postural y la coordinación de movimientos, fundamentales en la rehabilitación de pacientes geriátricos o con lesiones neurológicas.

El ejercicio es una herramienta esencial en la fisioterapia, no solo para mejorar el rendimiento físico, sino también como un medio terapéutico. Con una adecuada prescripción y dosificación, el ejercicio puede adaptarse a cada paciente para mejorar su calidad de vida, prevenir enfermedades y maximizar la funcionalidad diaria.

Ley De Hooke Y Su Relación Con Los Tejidos Blandos

En el siglo XVII, mientras investigaba sobre los resortes y la elasticidad, el científico Robert Hooke notó que, en muchos materiales, la gráfica que relaciona el esfuerzo con la deformación muestra una zona donde ambos factores están linealmente vinculados. Dentro de ciertos límites, la fuerza necesaria para alargar un objeto elástico, como un resorte de metal, es proporcional al estiramiento del mismo. Este principio es conocido como la ley de Hooke, y habitualmente se expresa de la siguiente manera:

$$F = -kx$$

Donde F representa la fuerza, x es la cantidad de estiramiento o compresión, dependiendo del caso, y k es una constante de proporcionalidad llamada constante del resorte, que usualmente se mide en N/m.

Aunque aquí no hemos especificado la dirección de la fuerza, se suele agregar un signo negativo. Esto sirve para señalar que la fuerza restauradora generada por el resorte actúa en sentido opuesto a la fuerza que provocó el desplazamiento. Si se tira del resorte hacia abajo, este se alarga en esa dirección, pero genera una fuerza de restauración hacia arriba.

Al resolver problemas de mecánica relacionados con la elasticidad, es crucial que la dirección de la fuerza restauradora sea correcta. En situaciones sencillas, podemos tratar la extensión x como un vector unidimensional. En ese caso, la fuerza también será un vector de una sola dimensión, y el signo negativo en la ley de Hooke se encargará de indicar la dirección adecuada.

Al calcular x, es fundamental tener en cuenta que el resorte posee una longitud inicial L0L_0L0. La longitud total LLL del resorte estirado es igual a la longitud original sumada a la extensión, es decir, L=L0+xL = L_0 + xL=L0+x. En el caso de un resorte comprimido, la fórmula sería L=L0−xL = L_0 - xL=L0−x.

Ejercicio 1: Una persona que pesa 75 kg se encuentra de pie sobre un resorte de compresión con una constante elástica de 5000 N/m y una longitud original de 0.25 m ¿Cuál será la longitud total del resorte con la persona sobre él?

Usando la ley de Hooke, encontramos la extensión:

$$
\begin{aligned}
x &= \frac{F}{k} \\
&= \frac{mg}{k} \\
&= \frac{(75\,\mathrm{kg}) \cdot (9.81\,\mathrm{m/s^2})}{5000\,\mathrm{N/m}} \\
&\simeq 0.15\,\mathrm{m}
\end{aligned}
$$

Ahora le restamos esto a la longitud inicial del resorte:

$$
\begin{aligned}
L &= L_0 - x \\
&= 0.25 - 0.15\,\mathrm{m} \\
&= 0.1\,\mathrm{m}
\end{aligned}
$$

Ejercicio 2a: Estás desarrollando un soporte para desplazar suavemente una cámara de 1 kg a lo largo de una distancia vertical de 50 mm. El diseño implica que la cámara se mueva sobre un par de rieles, y se basa en un resorte que la sostiene y la empuja contra el extremo de un tornillo de ajuste, como se ilustra en la figura 1. La longitud inicial del resorte es L0=50 mm. En este diseño, ¿cuál sería el valor mínimo necesario para la constante del resorte?

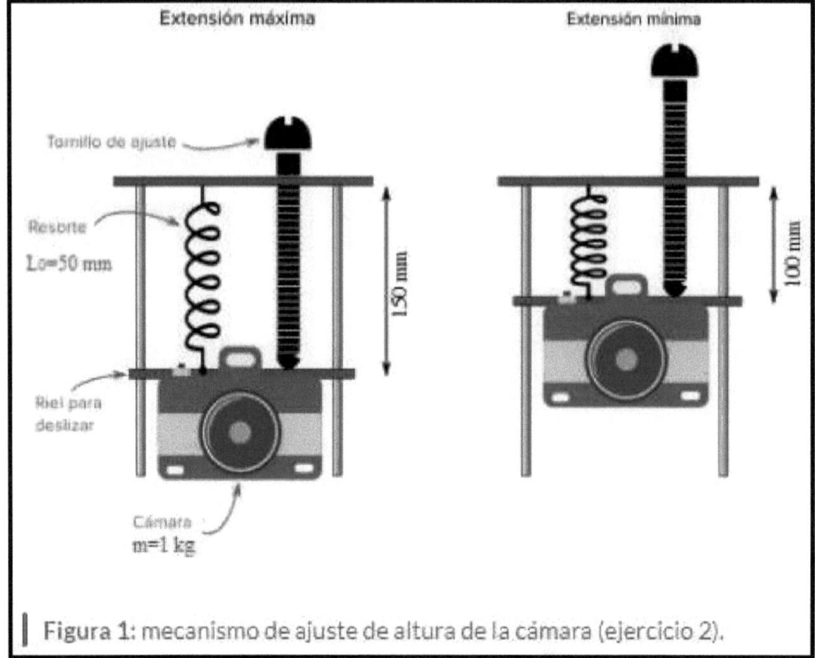

Figura 1: mecanismo de ajuste de altura de la cámara (ejercicio 2).

El resorte debe tener la elasticidad suficiente para proporcionar la fuerza requerida que mantenga la cámara presionada contra la punta del tornillo en todo momento. La fuerza será menor cuando el resorte se encuentre en su extensión mínima, es decir, cuando la distancia entre la parte superior e inferior del resorte sea de 100 mm. Dado que se indica que el resorte tiene una longitud inicial de 50 mm, su extensión mínima será x=100 mm – 50mm = 50 mm En la cámara, la fuerza del resorte debe oponerse a la fuerza de la gravedad de mg = (1kg). (9.81m/s^2) = 9.81 N. Usando la ley de Hooke, encontramos la constante de resorte:

$$
\begin{aligned}
k &= \frac{F}{x} \\
&= \frac{9.81\,\mathrm{N}}{50 \cdot 10^{-3}\,\mathrm{m}} \\
&\simeq 196\,\mathrm{N/m}
\end{aligned}
$$

$$
\begin{aligned}
F &= kx \\
&= (196\,\mathrm{N/m}) \cdot (100 \cdot 10^{-3}\,\mathrm{m}) \\
&= 19.6\,\mathrm{N}
\end{aligned}
$$

Combinación de resortes y el módulo de Young

El módulo de Young (también conocido como módulo de elasticidad) es una cifra que evalúa la capacidad de un material para resistir deformaciones elásticas. Este término recibe su nombre en honor al físico del siglo XVII, Thomas Young. Cuanto más rígido sea un material, mayor será su módulo de Young.

Usualmente, representamos el módulo de Young con el símbolo E y lo definimos de la siguiente manera:

$$E = \frac{\sigma}{\epsilon} = \frac{\text{esfuerzo}}{\text{deformación}}$$

El módulo de Young se puede definir para cualquier tipo de deformación, pero permanece constante si se cumple la ley de Hooke. Podemos derivar la constante del resorte k directamente del módulo de Young del material, el área A sobre la cual se aplica la fuerza (dado que el esfuerzo depende del área) y la longitud inicial del material L.

Este enfoque es razonablemente aplicable a un material elástico sencillo, como un bloque de goma. Un resorte metálico en espiral es un ejemplo de una estructura bastante más compleja que utiliza tanto la deformación axial como la torsión. En este escenario, es necesario realizar un análisis más profundo para calcular adecuadamente el valor de la constante del resorte, basado en las propiedades del metal. No obstante, la relación general entre la constante del resorte y la geometría de los mismos sigue siendo la misma.

$$k = E\frac{A}{L}$$

Esta es una relación muy valiosa para comprender las características de las combinaciones de resortes. Analicemos el caso de dos resortes ideales idénticos con una constante de resorte k. Podemos disponerlos en serie (uno tras otro) o en paralelo (uno junto al otro) para sostener una carga, como se ilustra en la figura 2.

¿Cuál es la constante de resorte efectiva para cada tipo de disposición?

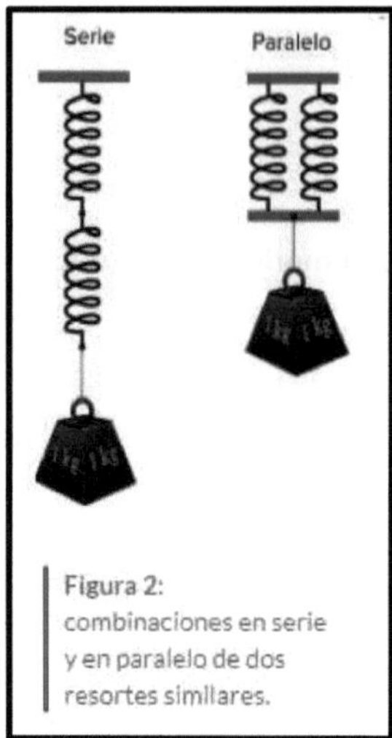

Figura 2: combinaciones en serie y en paralelo de dos resortes similares.

En la disposición en serie, observamos que los resortes unidos son equivalentes a un resorte que tiene el doble de longitud. Por lo tanto, la constante de resorte en esta situación debe ser la mitad de la constante de un resorte individual.
K efectiva =k/2

En la disposición en paralelo, la longitud permanece constante, pero la fuerza se reparte entre el doble del área del material. Esto resulta en que la constante de resorte efectiva de la combinación se duplica. K efectiva = 2K

En el ámbito de la física, ¿se encuentra esta relación en otros contextos? Sorprendentemente, el comportamiento de las constantes de resorte en configuraciones en serie y en paralelo es idéntico al de los capacitores en circuitos eléctricos que también están dispuestos en serie y en paralelo.

En serie,

$$\frac{1}{k_{\text{efectiva}}} = \frac{1}{k_1} + \frac{1}{k_2} + \ldots.$$

En paralelo,

$$k_{\text{efectiva}} = k_1 + k_2 + \ldots.$$

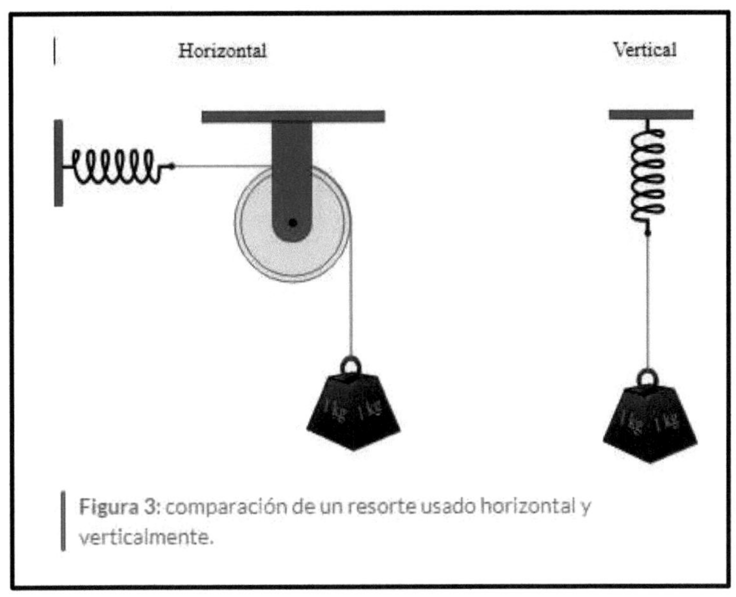

Figura 3: comparación de un resorte usado horizontal y verticalmente.

$$\frac{1\,\text{kg}\cdot 9.81\,\text{m/s}^2}{200\,\text{N/m}} = 49\text{ mm} \qquad \frac{1.05\,\text{kg}\cdot 9.81\,\text{m/s}^2}{200\,\text{N/m}} = 51.5\text{ mm}$$

¿Qué ocurre cuando un material se deforma?

Cuando se ejerce una fuerza sobre un material, este se puede estirar o comprimir como resultado. Todos conocemos materiales como el caucho, que se alargan con facilidad. En el campo de la mecánica, lo relevante es la fuerza aplicada por unidad de superficie, lo que denominamos tensión (σ\sigmaσ). El grado en que el material se alarga o comprime en respuesta a la tensión se llama deformación (ϵ\épsilonϵ). Para medir la deformación, usamos el cociente entre el cambio en la longitud ΔL\Delta LΔL y la longitud inicial L0L_0L0, a lo largo de la dirección de la tensión, es decir, ϵ=ΔL/L0\épsilon=\Delta L/L_0ϵ=ΔL/L0

Cada material reacciona de manera distinta ante la tensión, y esos detalles son cruciales para los ingenieros que necesitan elegir materiales basándose en sus propiedades estructurales, para garantizar que se comporten de manera previsible bajo las tensiones esperadas. En la mayoría de los casos, la deformación de un material ante una tensión moderada depende de la resistencia de los enlaces químicos en su interior. La rigidez del material está directamente vinculada con su composición química y los tipos de enlaces presentes. Lo que ocurre cuando la tensión desaparece depende de hasta qué punto los átomos del material se han desplazado. Generalmente, existen dos tipos de deformación:

1. **Deformación elástica:** Cuando se elimina la fuerza aplicada, el material recupera su forma original. Este tipo de deformación es temporal y completamente reversible.

2. **Deformación plástica:** Ocurre cuando la fuerza aplicada es tan intensa que, al retirarla, el material no vuelve a su forma previa. En este caso, la deformación es permanente e irreversible. El valor mínimo de esfuerzo necesario para que se produzca una deformación plástica se conoce como límite elástico del material.

Cualquier resorte debe ser diseñado de manera que, en el funcionamiento normal de una máquina, solo sufra deformación elástica.

Cada material reacciona de manera distinta ante la tensión, y esos detalles son cruciales para los ingenieros que necesitan elegir materiales basándose en sus propiedades estructurales, para garantizar que se comporten de manera previsible bajo las tensiones esperadas.

En la mayoría de los casos, la deformación de un material ante una tensión moderada depende de la resistencia de los enlaces químicos en su interior. La rigidez del material está directamente vinculada con su composición química y los tipos de enlaces presentes. Lo que ocurre cuando la tensión desaparece depende de hasta qué punto los átomos del material se han desplazado. Generalmente, existen dos tipos de deformación:

Estiramientos musculares

Los componentes del cuerpo que presentan mayores retos en los procesos de estiramiento y flexibilidad son los tejidos compactos y organizados, localizados en la cápsula articular, los ligamentos, los tendones y las capas que envuelven los músculos. El colágeno es la molécula predominante en estos tejidos y posee una gran capacidad para recuperar su forma cuando es sometido a fuerzas de tracción, gracias a su estructura y organización a nivel molecular e intermolecular (Wheater y Burkitt, 1984).

Varias investigaciones sugieren que las fibras de colágeno solo pueden estirarse un 5% de su longitud antes de romperse, en contraste con las fibras de elastina, que pueden extenderse hasta un 150% antes de llegar a ese punto (Weiss, 1982). Para aumentar la movilidad en las articulaciones involucradas en el movimiento, es fundamental que los tejidos conectivos de las articulaciones y los músculos se puedan deformar ante estímulos de tracción sin ofrecer una gran resistencia o capacidad de restitución, pero permaneciendo dentro de lo que se conoce como la zona de deformación elástica.

El rango ideal de intervención en una curva de tensión-deformación para tejidos elásticos se encuentra en la zona de deformación elástica que no sigue la "Ley de Hooke", donde los tejidos reducen su capacidad de recuperación frente a las fuerzas de tracción aplicadas. Si se excede este rango, los tejidos podrían sufrir deformaciones permanentes.

Cuando se somete el tejido a una tracción excesiva, se puede superar el llamado límite elástico y entrar en la "región plástica" o "zona de deformación plástica", donde el tejido ya no recupera su longitud original una vez que cesa la tracción (Rodríguez y Moreno, 1997b). Es importante reducir la resistencia de los tejidos a la tracción dentro de un rango óptimo en la llamada "zona de deformación elástica", para garantizar que los tejidos conserven su elasticidad natural en todo momento (Rodríguez y Moreno, 1997b).

Si se continúa aumentando la fuerza deformante a partir de este punto, se puede llegar al denominado "punto de ruptura", donde la estructura natural del tejido se vería comprometida y dañada.

Las mejoras en los programas de flexibilidad se logran a través de la repetición continua de estímulos de tracción sobre los tejidos blandos. Gracias a la deformación viscoelástica de estos tejidos, se puede reducir su capacidad de recuperación con la aplicación de fuerzas de tracción más suaves. Las uniones moleculares e intermoleculares de las fibras de colágeno pasan por un proceso de cambio interno que disminuye gradualmente la fuerza de atracción entre las partículas en contacto.

La práctica constante de los estiramientos evitará que se refuercen las conexiones intermoleculares en los tejidos conectivos, lo que permitirá mantener de manera progresiva las mejoras en la movilidad articular obtenidas. En cambio, si se interrumpe el trabajo de estiramiento, se formarán nuevamente uniones fuertes que provocarán una rápida pérdida de los avances logrados.

Un aumento en la temperatura corporal provoca un incremento de la energía cinética de los átomos y moléculas, lo que genera más colisiones entre las partículas y, por consiguiente, un mayor distanciamiento entre ellas. El nivel de expansión producido será directamente proporcional al aumento de la temperatura (Kane y Sternheim, 1991).

Dado el gran impacto que tienen las respuestas reflejas del sistema nervioso ante los estímulos de estiramiento en el desarrollo de la flexibilidad, es posible implementar ciertas medidas que ayuden a minimizar, en lo posible, las limitaciones que estos reflejos puedan ocasionar:

1. Llevar a cabo ejercicios de flexibilidad utilizando técnicas activas (estiramientos musculares logrados a través de la contracción de los músculos agonistas), aprovechando el "reflejo de inhibición recíproca", el cual provoca impulsos que favorecen la relajación de los músculos antagonistas que están siendo estirados.
2. Realizar ejercicios de estiramiento mediante técnicas estáticas (sin cambios bruscos en la extensión muscular por unidad de tiempo) para disminuir la participación de la respuesta dinámica de los husos neuromusculares.

3. Aprovechar la inhibición muscular que genera el llamado "reflejo miotático inverso", activado por el órgano tendinoso de Golgi. Después de una contracción muscular isométrica prolongada, se procede a un estiramiento estático de esos mismos músculos, cuyas motoneuronas tienen un umbral de excitación elevado debido a la inhibición causada por este receptor.

4. Realizar los estiramientos estáticos en posiciones que produzcan una sensación de tensión, pero sin llegar a causar dolor, ya que el dolor incrementa la retracción de los tejidos sometidos al estiramiento (Rodríguez y Moreno, 1997a).

CAPÍTULO 8

Lesiones Deportivas Comunes y Técnicas de Prevención con el Abordaje HANDS PRO

En el ámbito deportivo, las lesiones son una realidad inevitable que afecta tanto a deportistas profesionales como amateurs. Las lesiones pueden variar en severidad, pero lo que todas tienen en común es el impacto que generan en el rendimiento y bienestar del atleta. En este capítulo, profundizaremos en las lesiones deportivas más comunes, los mecanismos que las originan, y las técnicas avanzadas para su prevención y tratamiento, con un enfoque particular en la manipulación de tejidos blandos y la movilización articular.

Lesiones Musculares: Causas y Prevención

Las lesiones musculares son una de las afecciones más comunes en el deporte, y suelen deberse a tres factores principales: traumatismos directos, sobrecargas o esfuerzos excesivos, y movimientos inadecuados o gestos deportivos mal ejecutados.

Causas de las Lesiones Musculares:

Traumatismos directos: Estos son impactos fuertes o golpes que pueden causar daños en los tejidos musculares.

Sobrecarga o sobreesfuerzos: El entrenamiento intensivo o la falta de descanso adecuado puede sobrecargar los músculos.

Movimientos inadecuados: Realizar movimientos incorrectos o con mala técnica puede generar tensiones innecesarias en el músculo.

La clave para prevenir estas lesiones radica en un entrenamiento adecuado, que incluya un buen calentamiento, la mejora de la flexibilidad y una progresión gradual en la intensidad del ejercicio.

Lesiones Tendinosas: Origen y Tratamientos

Los tendones son estructuras clave que conectan los músculos con los huesos, y su lesión puede ser debilitante. Las lesiones tendinosas son generalmente el resultado de movimientos repetitivos o uso inadecuado del material deportivo, además de posibles contusiones directas.

Causas de las Lesiones Tendinosas:

Movimientos repetitivos: Actividades que involucran repetición constante de ciertos movimientos sin un adecuado descanso pueden generar tendinitis.

Material deportivo inadecuado: El uso de calzado o equipo inapropiado añade estrés adicional a los tendones, aumentando el riesgo de lesión.

Traumatismos directos: Un golpe en un tendón puede llevar a inflamación y dolor.

Para abordar estas lesiones, se emplean técnicas de movilización del tejido blando como el scraping y el estiramiento, que ayudan a reducir la inflamación y a restaurar la funcionalidad del tendón.

Lesiones Articulares: Daños en Cápsulas y Ligamentos

Las articulaciones, compuestas por ligamentos, cartílagos y la cápsula articular, también son susceptibles a lesiones. Estos daños suelen estar asociados a una sobrecarga articular o a movimientos incorrectos que sobrepasan el rango normal de la articulación.

Movimientos Articulares: Las articulaciones permiten una amplia variedad de movimientos como la flexión, extensión, rotación, abducción y aducción. Sin embargo, cualquier exceso o mal gesto puede causar esguinces o desgarros en los ligamentos y dañar el cartílago.

Prevención y Recuperación: Para minimizar las lesiones articulares, se recomienda realizar ejercicios de fortalecimiento articular, emplear técnicas de movilización articular y mantener una correcta alineación postural durante la actividad física.

Manipulación de Tejidos Blandos vs. Movilización Articular

La manipulación de tejidos blandos y la movilización articular son dos técnicas esenciales en la rehabilitación deportiva, pero tienen enfoques distintos.

Manipulación de Tejidos Blandos: Esta técnica se centra en la liberación de tensiones y mejora de la elasticidad de músculos, tendones y ligamentos mediante estiramientos y maniobras manuales.

Movilización Articular: Involucra llevar la articulación a través de diferentes grados de movimiento con el objetivo de mejorar la movilidad y reducir restricciones.

Ambas técnicas son fundamentales, pero su aplicación dependerá del tipo de lesión y la fase de recuperación en la que se encuentre el atleta.

Importancia de la Elasticidad Muscular

La elasticidad es la capacidad de los músculos de elongarse sin sufrir daños permanentes y volver a su posición original. Una buena elasticidad mejora el rendimiento y reduce el riesgo de lesiones.

Elasticidad y Rendimiento: La capacidad de un músculo para estirarse y recuperar su forma es crucial para un amplio rango de movimiento articular, lo que a su vez optimiza la eficiencia energética durante el ejercicio.

Prevención de Lesiones: Mantener una adecuada elasticidad muscular a través de ejercicios de estiramiento regulares es clave para prevenir desgarros y otros tipos de lesiones musculares.

Anclaje Miofascial y Restricciones Miofasciales

El anclaje miofascial es una técnica avanzada utilizada para tratar restricciones del movimiento. Las restricciones miofasciales ocurren cuando la fascia, el tejido conectivo que rodea los músculos, se ve afectada por traumatismos, intervenciones quirúrgicas, o incluso por posturas incorrectas.

Técnicas de Anclaje Miofascial: Existen dos variantes principales:

Anclaje en contracción (concéntrico): Utilizado para acortar el músculo y generar estabilidad.

Anclaje en estiramiento (excéntrico): Aplicado para alargar el músculo y mejorar la flexibilidad.

Scraping: Técnica de Raspado para Mejorar el Flujo Sanguíneo

El scraping es una técnica superficial de raspado que se utiliza para aumentar la temperatura y el flujo sanguíneo en el tejido, facilitando la recuperación. Es particularmente eficaz en la movilización de tejido blando y en el tratamiento de restricciones musculares.

Abordaje en Lesiones Específicas

A lo largo del capítulo se describen diversos abordajes para lesiones comunes en el deporte, tales como:

Sobrecarga muscular en cuádriceps: Requiere técnicas de elongación y manipulación miofascial.

Tendinopatía de la pata de ganso: Incluye movilización tendinosa y ejercicios específicos.

Fascitis plantar: Tratada con técnicas de scraping y anclaje miofascial.

Periostitis: La periostitis es una inflamación del periostio, una membrana que recubre los huesos, que puede causar dolor y sensibilidad en la zona afectada.

Pubalgia: Es un término que se refiere al dolor en la región de la pelvis y la ingle, a menudo asociado con lesiones en los músculos, tendones o ligamentos que rodean el pubis.

Desgarro Muscular: Un desgarro muscular es una lesión que ocurre cuando las fibras de un músculo se estiran más allá de su capacidad, lo que puede resultar en un desgarro parcial o completo.

Abordaje Para Sobrecarga Muscular

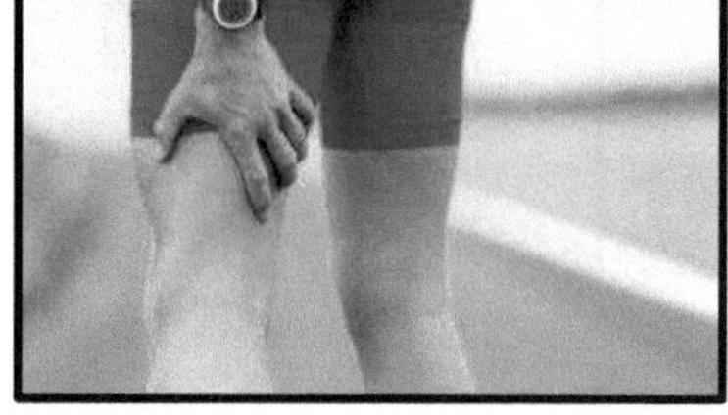

Objetivo: movilización del tejido blanco en función de mejorar su nutrición celular y estimular la respuesta adaptativa antes las cargas y tensiones.

Pcte: De cubito supino y/o Prono
Fisioterapeuta: entrada Lateral / caudo – cefálica

Técnicas de Manipulación:

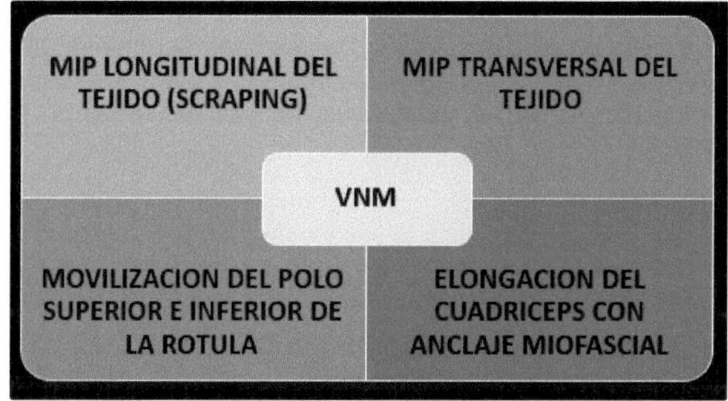

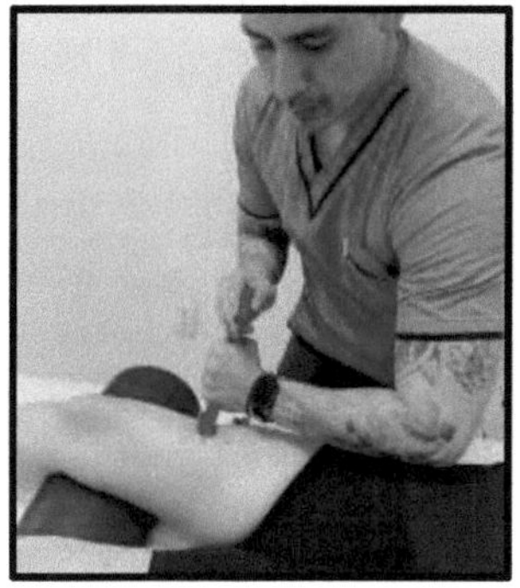

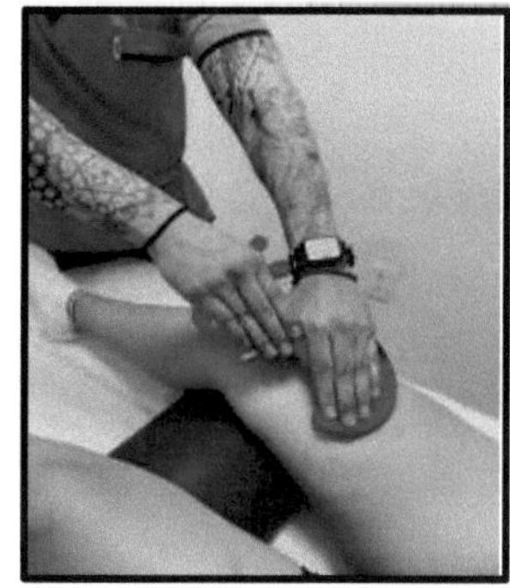

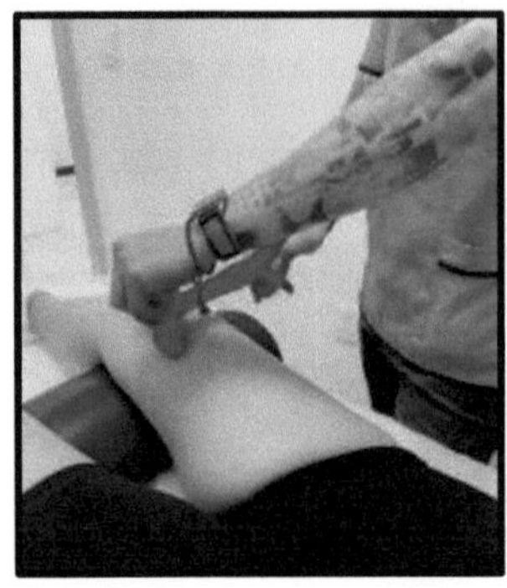

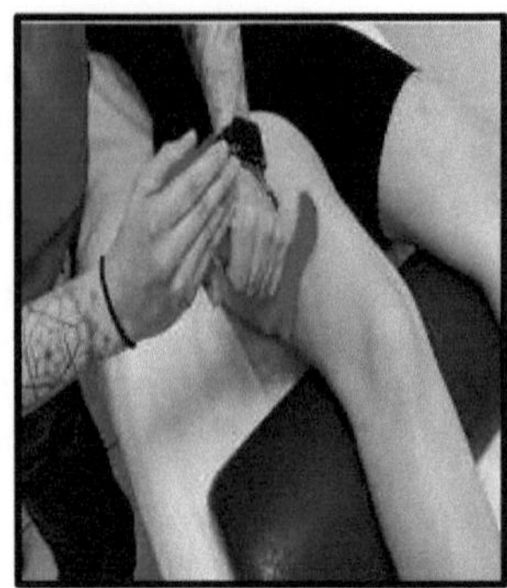

Manipulación Post-Competición

Una vez finalizada la competición, es crucial la aplicación de técnicas de manipulación para prevenir la aparición de lesiones y acelerar la recuperación muscular. Entre ellas, destaca la manipulación de descarga, enfocada en disminuir la hipertonía muscular y eliminar sustancias tóxicas derivadas de la contracción muscular intensa.

Abordaje y Técnicas

En el ámbito deportivo, la carga física diaria que experimentan los deportistas puede llevar a estados de sobrecarga muscular, lo que, sin un manejo adecuado, puede desencadenar en lesiones y una disminución del rendimiento. Las técnicas de Hands Pro, que incluyen masaje, manipulación y descarga muscular, constituyen un abordaje físico y manual de gran valor en la prevención de estas complicaciones. La combinación de estas técnicas manuales, aplicadas de manera profesional, busca optimizar la función muscular, retrasar la aparición de lesiones y contribuir al bienestar general del atleta.

Objetivo de Hands Pro en la Sobrecarga Muscular

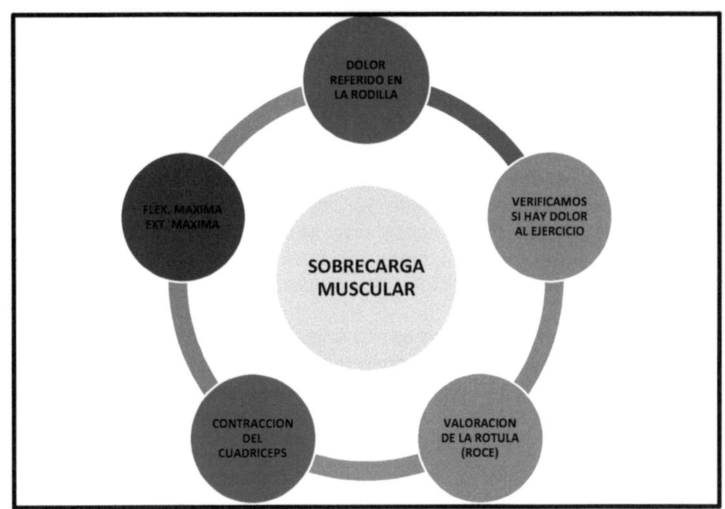

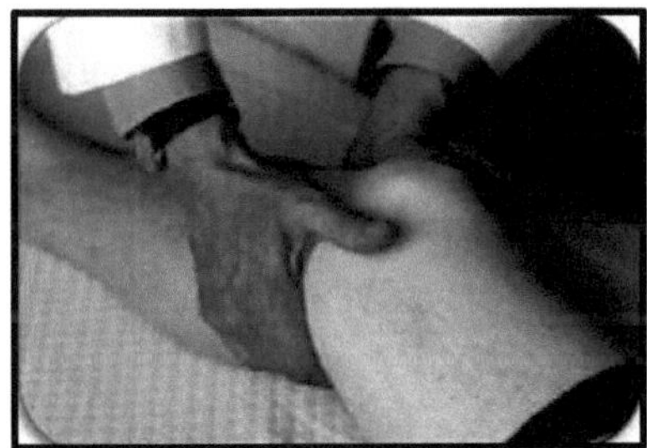

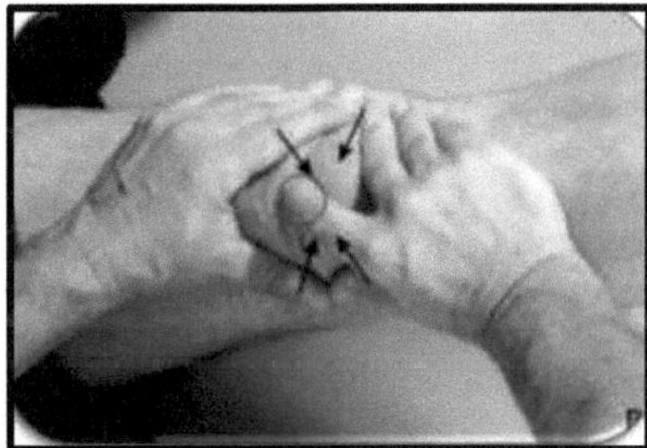

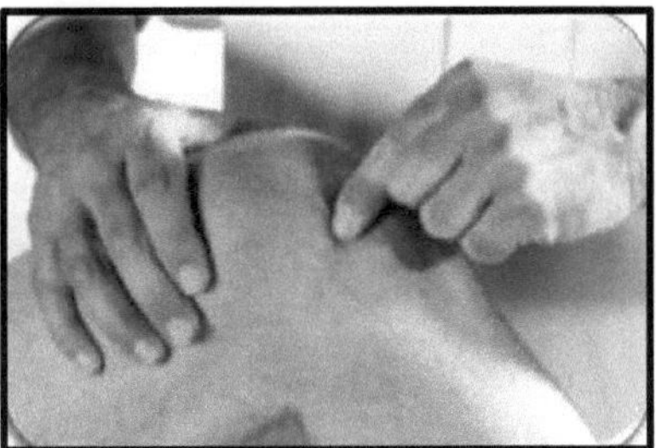

Las intervenciones con Hands Pro tienen varios objetivos claves en el manejo del deportista, que incluyen:

Prevención de lesiones: La aplicación regular de técnicas de masaje y manipulación tiene como finalidad disminuir el riesgo de lesiones al reducir tensiones acumuladas en los músculos y otros tejidos blandos. Al liberar nudos y contracturas, se mejora la elasticidad muscular y la movilidad, creando un entorno más seguro para el rendimiento deportivo.

Optimización del rendimiento muscular: Las técnicas de descarga muscular permiten que los músculos trabajen en su capacidad óptima al reducir las restricciones y rigideces. Esto facilita una mejor circulación sanguínea y flujo linfático, lo que contribuye a una oxigenación más eficiente de los tejidos, ayudando a mejorar la resistencia y la capacidad de recuperación entre entrenamientos.

Apoyo en el tratamiento de lesiones: Cuando se presentan lesiones, Hands Pro también juega un papel fundamental en la rehabilitación. El masaje terapéutico y la manipulación contribuyen a la regeneración de los tejidos lesionados, ayudando a restaurar la función muscular y acelerando los tiempos de recuperación. Las técnicas empleadas pueden incluir movilizaciones articulares suaves, estiramientos pasivos y presión controlada sobre puntos de tensión.

Retraso en la aparición de lesiones: La atención constante mediante Hands Pro también ayuda a retrasar el desgaste natural que se produce con la práctica deportiva. Mantener los músculos en óptimas condiciones prolonga la vida útil del deportista al prevenir la fatiga crónica y el debilitamiento de estructuras musculares y tendinosas.

Aumento de la capacidad de trabajo: La liberación de tensiones y adherencias en los músculos permite que estos funcionen con mayor eficiencia, lo que se traduce en un aumento en la capacidad de trabajo del deportista. Los músculos descargados pueden realizar contracciones más fuertes y sostenidas sin fatiga temprana, lo que es esencial para deportes que demandan alta resistencia o potencia.

Detección temprana de lesiones: A través de la palpación y la manipulación manual en sesiones de masaje, es posible detectar zonas de sensibilidad, inflamación o alteraciones en los tejidos que podrían ser indicativas de lesiones en desarrollo. Esta capacidad de diagnóstico precoz permite la intervención oportuna antes de que las dolencias progresen y afecten de manera severa el rendimiento del deportista.

Técnicas Específicas en Hands Pro

Masaje Deportivo: El masaje deportivo se centra en la liberación de tensiones y la recuperación de la musculatura fatigada. Puede ser aplicado antes, durante o después del entrenamiento. Previa a la actividad, el masaje estimula el flujo sanguíneo hacia los músculos, preparándolos para el esfuerzo. Posteriormente, se emplea para reducir el ácido láctico acumulado, mejorar la circulación y evitar la rigidez post-entrenamiento.

Manipulación Muscular: La manipulación busca reestablecer el equilibrio muscular a través de técnicas que abordan disfunciones biomecánicas. El estiramiento de tejidos blandos, la movilización de articulaciones y la liberación de puntos gatillo son fundamentales para corregir patrones de movimiento alterados, que pueden ser precursores de lesiones.

Descarga Muscular: La técnica de descarga muscular se utiliza para liberar contracturas, puntos de tensión y acumulaciones de ácido láctico que pueden afectar el rendimiento y causar dolor. Esta descarga puede realizarse manualmente mediante técnicas de presión en zonas específicas o con el uso de herramientas como ventosas o rodillos de espuma.

La manipulación de descarga forma parte de la fase de recuperación profunda, también conocida como restitución secundaria. Es una técnica comúnmente aplicada en el deporte, especialmente beneficiosa para aquellos atletas que han acumulado una gran cantidad de esfuerzo físico en las semanas recientes o que se están preparando para una competencia o una prueba de rendimiento.

Debe llevarse a cabo al menos dos días antes del evento, ya que los músculos suelen estar tensos y, en muchos casos, doloridos por la carga de trabajo. Durante este tiempo, es crucial abordar el estado de fatiga y permitir que el cuerpo se recupere adecuadamente.

Principales objetivos:

Restablecer la tensión muscular:
Tras un esfuerzo intenso, los músculos pueden volverse rígidos o demasiado tensos, un fenómeno conocido como hipertonía. La manipulación ayuda a relajar y normalizar este estado, favoreciendo una mejor función muscular.

Regular los procesos bioeléctricos:
La contracción muscular está controlada por señales eléctricas, y tras el estrés físico prolongado, estos impulsos pueden desajustarse. Esta técnica contribuye a restaurar el equilibrio, mejorando la coordinación y la eficiencia muscular.

Recuperar la capacidad de almacenamiento de energía:

El agotamiento de las reservas energéticas es común tras el entrenamiento, y la manipulación de descarga busca restaurar la capacidad del músculo para almacenar y utilizar energía de manera eficiente.

Además, esta técnica ayuda a prevenir lesiones repetitivas, como tendinitis o fracturas por estrés. Para lograr esto, la manipulación se aplica de manera general o en toda la extremidad afectada, empleando fricciones sobre las bandas miofasciales o sobre áreas con fibrosis tendinosa, y aplicando presión en puntos gatillo.

Las maniobras deben realizarse con una intensidad moderada a alta y se pueden combinar con estiramientos, ya sea durante o después de la manipulación, para mejorar la flexibilidad y la recuperación muscular.

Beneficios Fisiológicos de Hands Pro en el Deporte

El uso adecuado de estas técnicas tiene múltiples beneficios fisiológicos, entre los cuales destacan:

Mejora de la circulación sanguínea y linfática: Las manipulaciones manuales facilitan la circulación de sangre rica en oxígeno hacia los músculos, lo que acelera la recuperación y reduce la inflamación.

Reducción de la tensión muscular: El masaje y la manipulación ayudan a reducir la rigidez y contracturas musculares, permitiendo una mayor movilidad y flexibilidad, esenciales para la práctica deportiva.

Estímulo del sistema nervioso: Las técnicas de Hands Pro también influyen en el sistema nervioso, proporcionando una sensación de alivio y relajación que mejora el bienestar general del deportista.

Eliminación de toxinas: Durante la actividad física intensa, el cuerpo produce sustancias de desecho como el ácido láctico, que se acumula en los músculos y puede causar dolor y fatiga. Hands Pro ayuda a la eliminación de estos productos residuales, reduciendo la fatiga muscular.

La aplicación de técnicas de Hands Pro, incluyendo el masaje, la manipulación y la descarga muscular, es una estrategia clave en la preparación y mantenimiento de los deportistas. No solo ayuda a prevenir lesiones, sino que optimiza el rendimiento muscular, incrementa la capacidad de trabajo y actúa como un apoyo crucial en la recuperación de lesiones. Con una práctica regular y adecuada, Hands Pro contribuye significativamente al bienestar físico y al éxito deportivo, haciendo que el atleta se mantenga en su mejor forma durante más tiempo y sea capaz de alcanzar su máximo potencial en cada competencia.

La manipulación pre-competición: Tiene como objetivo preparar al deportista para la competencia, y su aplicación es breve. Puede llevarse a cabo antes o después del calentamiento, dependiendo de las necesidades del atleta. Las técnicas utilizadas en este caso son rápidas y vigorosas, pero no se profundiza demasiado ni se ejerce una presión excesiva sobre los músculos. Es común que esta manipulación se acompañe del uso de cremas o geles que generan una sensación de calor, contribuyendo a activar la circulación y preparar los tejidos para el esfuerzo físico inmediato.

La manipulación durante la competición: Se emplea principalmente para atender problemas menores que puedan surgir mientras el atleta está en actividad, como la necesidad de reactivar su rendimiento o aliviar contracturas que aparecen tras un esfuerzo intenso. A diferencia de la manipulación pre-competitiva, esta técnica es más focalizada y se aplica con una mayor intensidad, que varía entre moderada y alta, dependiendo de la situación y las áreas específicas que necesitan atención.

La manipulación post-competición: Se realiza justo al finalizar la actividad deportiva o hasta un par de horas después, durante la fase de recuperación rápida o restitución primaria. Su propósito es ayudar a:

- Reducir la tensión muscular excesiva que se genera a causa del esfuerzo físico intenso.
- Acelerar la eliminación de las sustancias de desecho producidas por las contracciones musculares.
- Facilitar un enfriamiento adecuado de los músculos, ayudando al cuerpo a volver a su estado de reposo de manera eficiente.

Importancia De La Nutrición Celular

La nutrición celular es esencial para mantener la salud y el bienestar del cuerpo, ya que cada célula necesita nutrientes específicos para llevar a cabo sus funciones vitales.

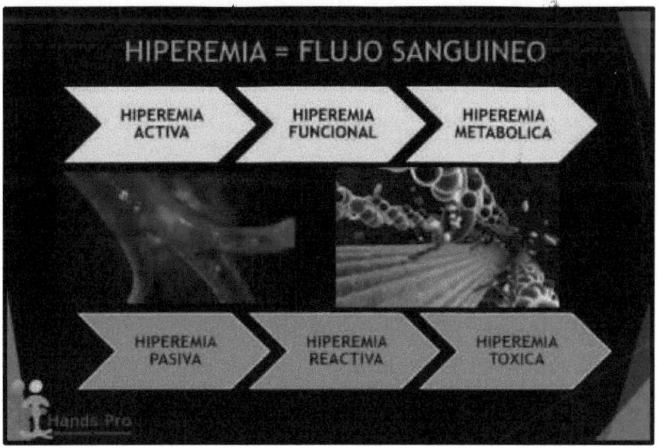

Los alimentos que consumimos se descomponen en componentes más pequeños, como vitaminas, minerales, proteínas, carbohidratos y grasas, que luego son absorbidos y distribuidos a las células.

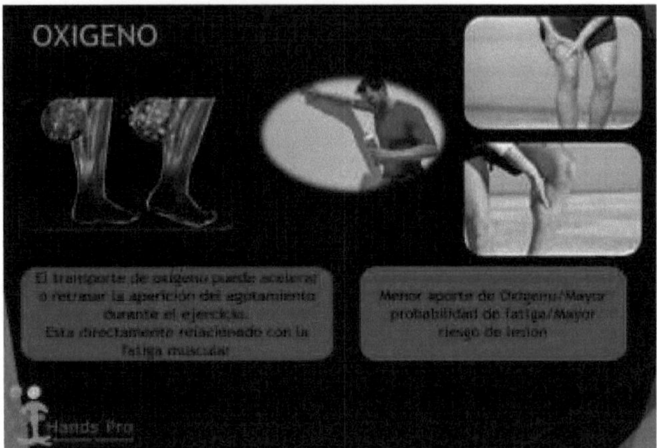

Una nutrición celular adecuada asegura que las células tengan la energía necesaria para realizar tareas como la reparación de tejidos, el mantenimiento del sistema inmunológico y la producción de hormonas, lo que en última instancia contribuye al equilibrio general del organismo.

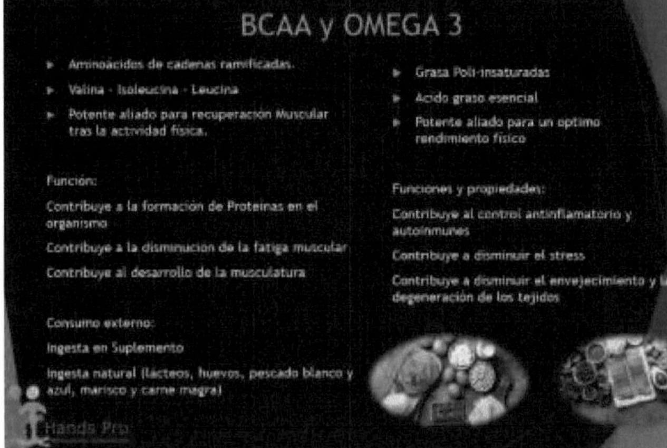

Además, la nutrición celular ayuda a prevenir enfermedades crónicas y a mantener una buena calidad de vida. Cuando las células no reciben los nutrientes necesarios, el cuerpo puede experimentar fatiga, debilidad, deficiencias inmunológicas e incluso desarrollar afecciones como la diabetes o enfermedades cardiovasculares.

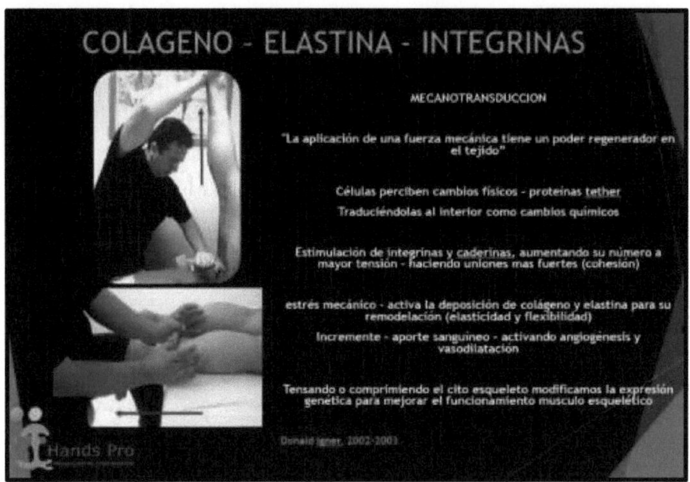

Por esta razón, una dieta equilibrada, rica en antioxidantes, vitaminas y minerales, es crucial para optimizar la función celular y mejorar la capacidad del cuerpo para regenerarse y protegerse contra los daños externos.

Tendinopatía de la Pata de Ganso
Cómo ocurre la lesión:
Esta afección surge principalmente debido a una sobrecarga repetitiva de los tendones que conectan el muslo con la parte interna de la rodilla. Las actividades que suelen desencadenar este problema incluyen correr o saltar en superficies duras, o recibir golpes directos en esa zona.

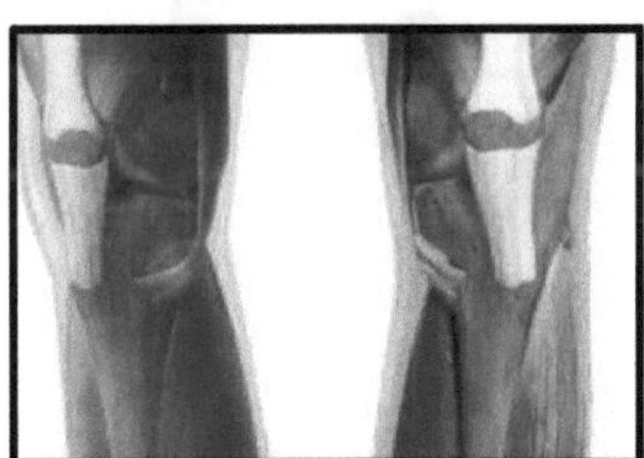

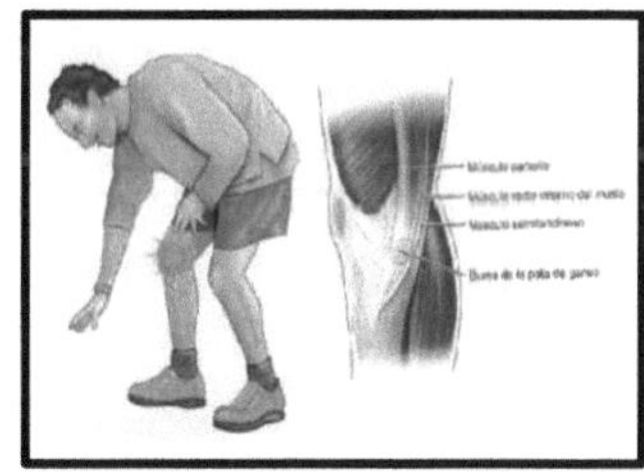

Factores de riesgo:
Las mujeres con sobrepeso y aquellas que padecen artrosis tienen una mayor predisposición a desarrollar esta lesión, ya que estas condiciones añaden más estrés sobre los tendones y la rodilla.

Importancia del tratamiento:
La movilización y la realización de ejercicios específicos son fundamentales para la recuperación, ya que ayudan a restaurar la movilidad, mejorar la fuerza y reducir el riesgo de futuras lesiones en los tendones afectados.

Objetivo: movilización del tendón, liberación de sus adherencias y estimular la derivación de fibrosis
Pcte: De cubito supino o sedente
Fisioterapeuta: entrada Lateral / frontal

Técnicas de Manipulación:

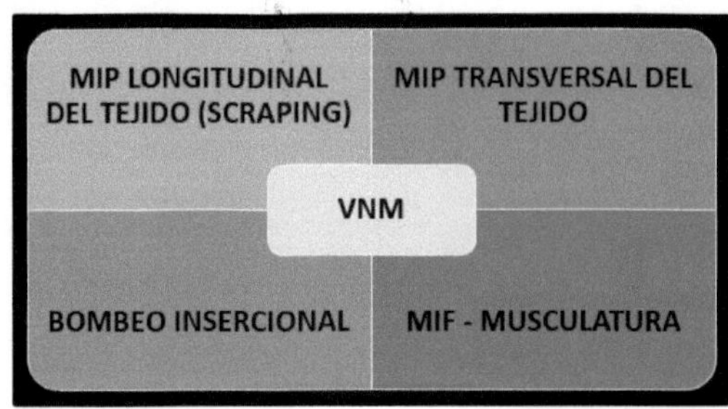

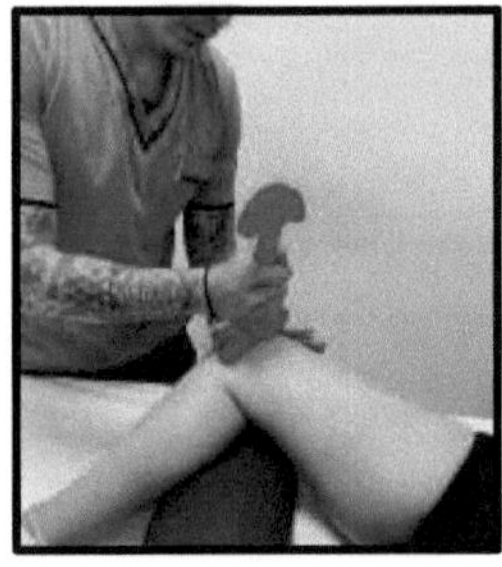

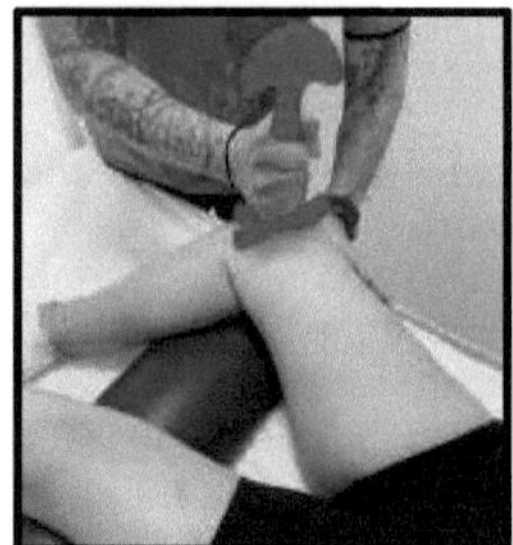

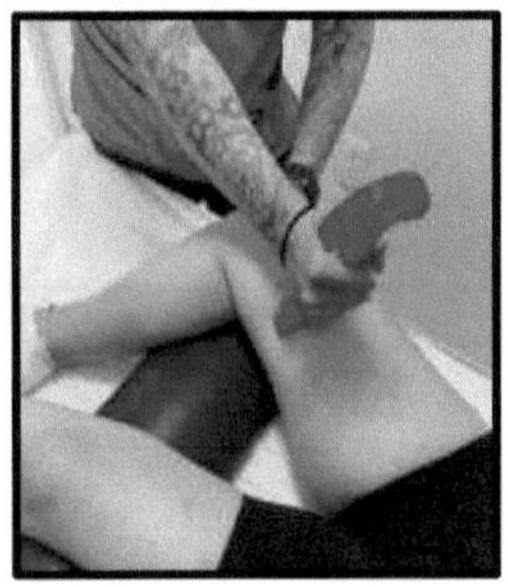

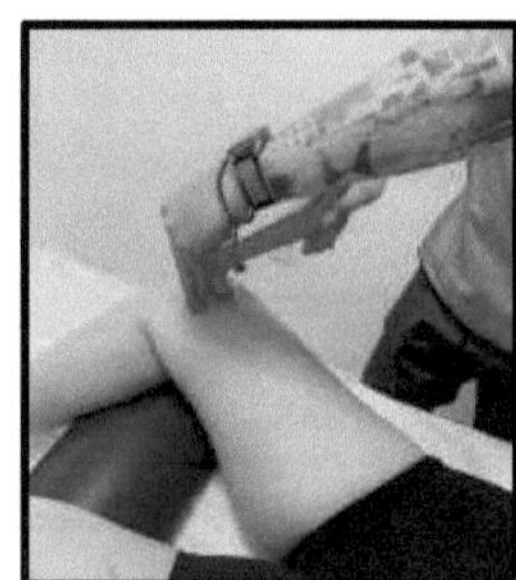

Fascia Plantar

Cómo ocurre la lesión:

La lesión de la fascia plantar se produce principalmente debido a una sobrecarga o exceso de estiramiento de esta banda gruesa de tejido que recorre la planta del pie. Las causas comunes incluyen actividades como correr sobre superficies irregulares, duras o inclinadas. Además, otros factores que contribuyen son el uso de calzado inadecuado con poco soporte, el sobrepeso, y la rigidez del tendón de Aquiles, lo que aumenta el estrés sobre la fascia.

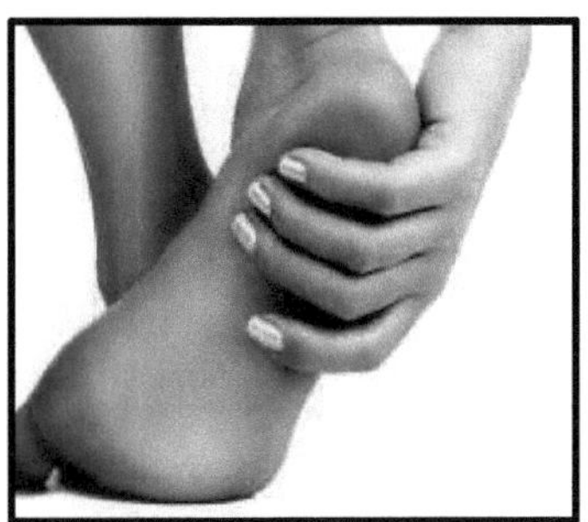

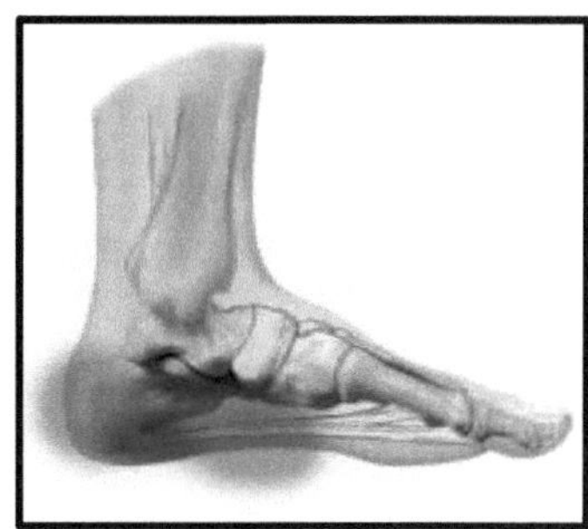

Importancia del tratamiento:

Es esencial realizar movilización y ejercicios específicos para mejorar la flexibilidad y la fuerza de la fascia plantar, lo que favorece la recuperación y previene nuevas lesiones.

Objetivo: movilización del tejido blanco de la fascia plantar y estimular el arco longitudinal medial.
Pcte: De cubito supino y/o Prono
Fisioterapeuta: entrada Lateral / caudo – cefálica

Técnicas de Manipulación:

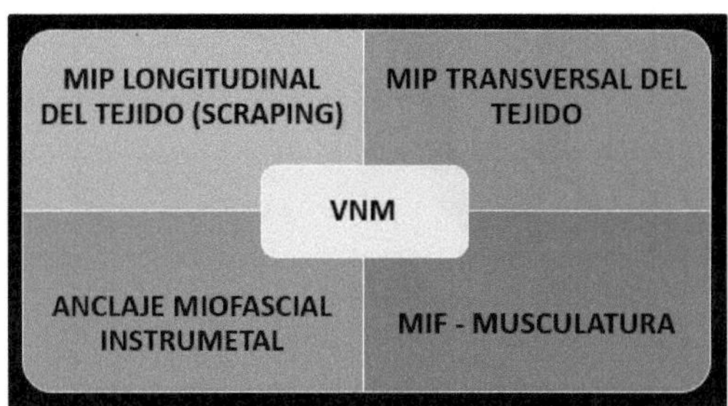

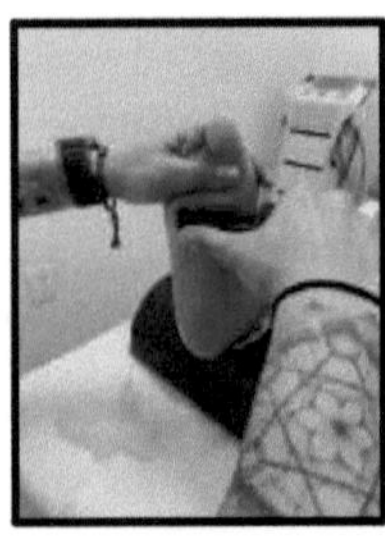 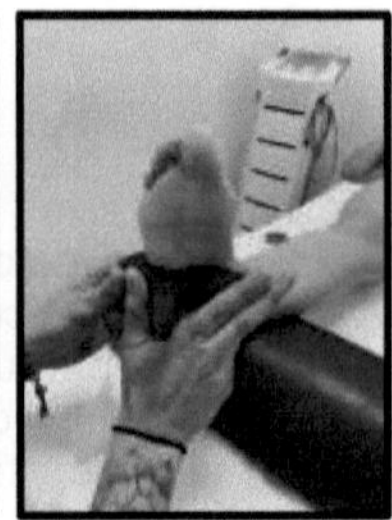 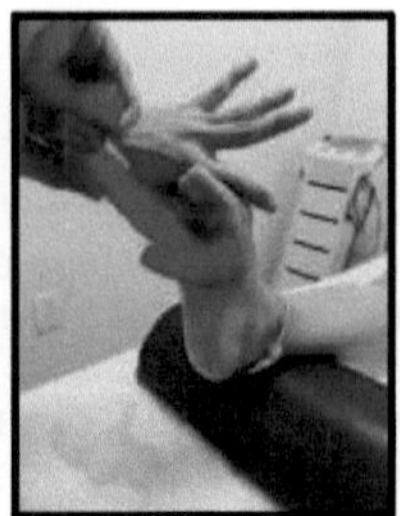 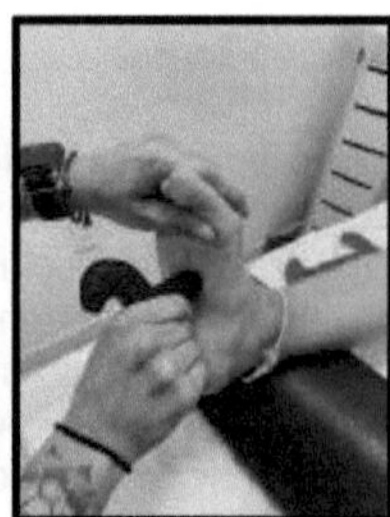

Periostitis

¿Cómo ocurre la lesión?:

Esta lesión es causada por una desalineación anatómica en la articulación tibioperoneoastragalina, especialmente en personas con pie pronador (el pie gira hacia adentro). Es menos común en aquellos con pie supinador. Tanto los deportistas principiantes como los de alto rendimiento son susceptibles a esta lesión. Factores como la sobrecarga de entrenamiento en superficies duras, como asfalto, con un kilometraje elevado o terrenos con pendientes pronunciadas (tanto subidas como bajadas) aumentan el riesgo de periostitis. También es común cuando se utiliza calzado inadecuado que no se ajusta a la pisada, la técnica o la morfología del pie. Los tipos de calzado se dividen en pronador, supinador, neutro y con plantillas correctoras, siendo esencial elegir el adecuado según la biomecánica individual.

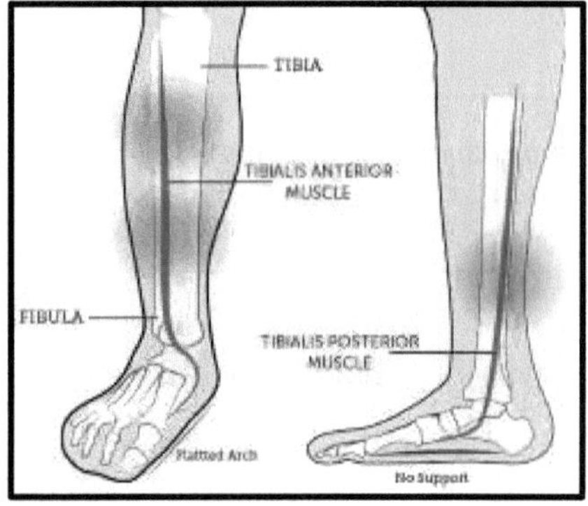

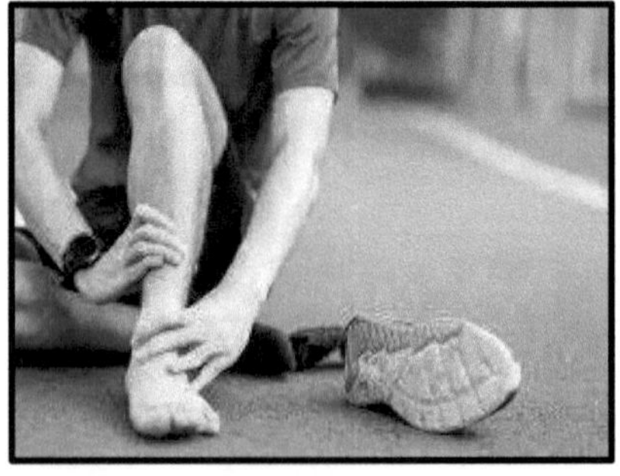

Ubicación de la lesión:

La periostitis se localiza en el borde antero-interno y antero-externo de la tibia. En el borde antero-interno, va desde el maléolo interno hasta el tercio medio de la tibia, donde se insertan músculos como el tibial posterior, el flexor común de los dedos y el sóleo. En el borde antero-externo, que es la más frecuente, se encuentra entre los maléolos y el tercio medio de la cresta tibial, donde se inserta el tibial anterior, un músculo crucial en el movimiento de la zancada.

Importancia del tratamiento:

Es fundamental realizar movilización y ejercicios específicos para aliviar la tensión en la zona afectada, mejorar la alineación y fortalecer los músculos implicados, lo que ayuda a prevenir recaídas y facilita la recuperación.

Objetivo: movilización del tejido blando para estimular la nutrición celular para poder estimular los procesos de relajación y oxigenación del tejido tensionado.
Pcte: De cubito supino
Fisioterapeuta: entrada Lateral / caudo – cefálica

Técnicas de Manipulación:

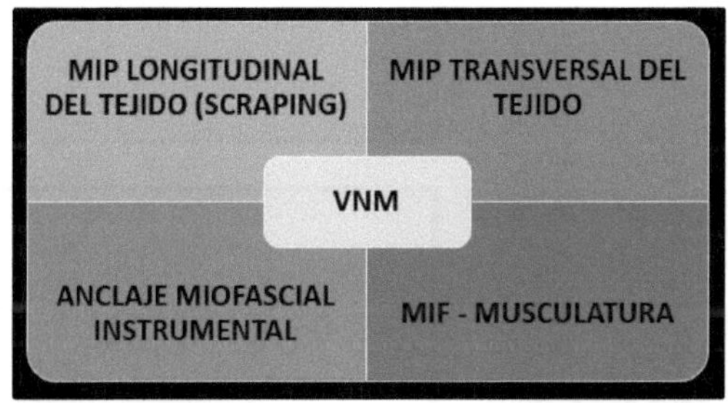

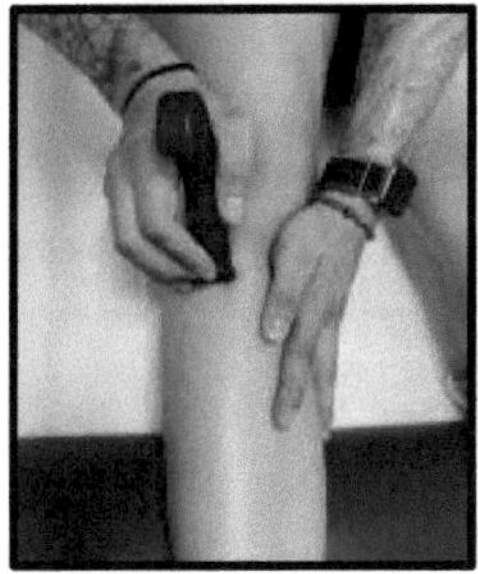

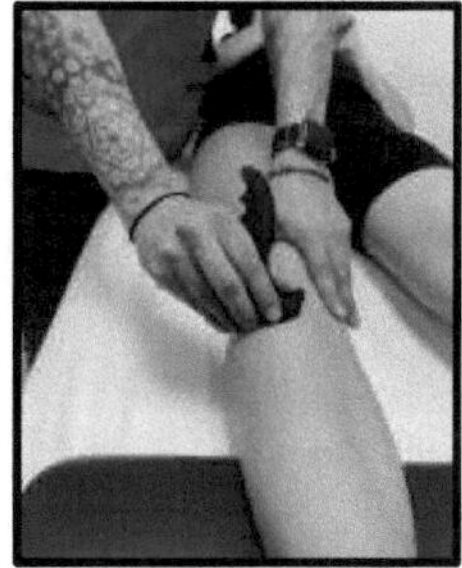

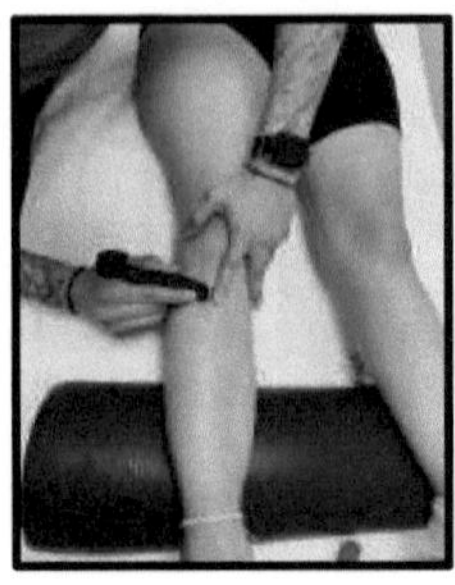

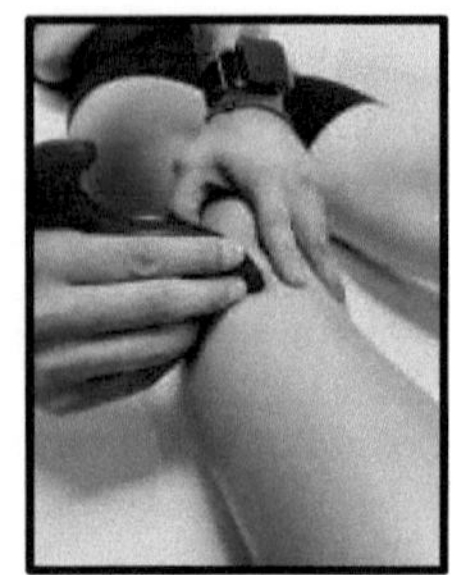

Pubalgia

Es una afección dolorosa que se presenta en la zona pélvica y está relacionada con la inflamación en el área donde se insertan los músculos abdominales en la parte superior del pubis, así como los músculos aductores, que se extienden desde la parte interna del muslo hasta la parte inferior de este mismo hueso.

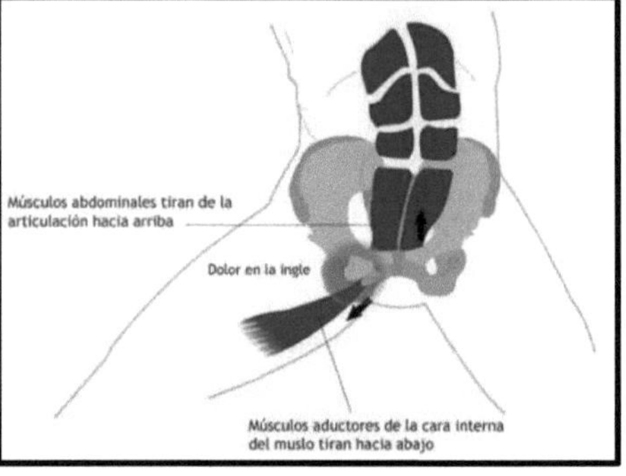

Síntomas de la pubalgia:

- Dolor en la parte baja del abdomen, específicamente en la región del pubis.
- Dolor en el interior de los muslos, donde se insertan los músculos aductores.
- n algunos casos, puede causar dolor en la zona testicular.

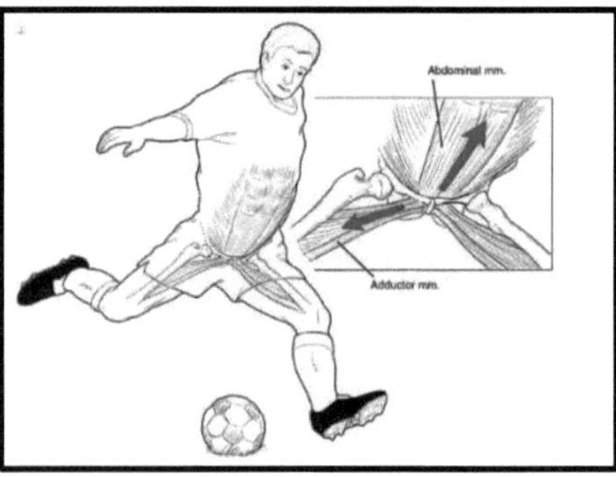

Objetivo: movilización del tejido blando de los componentes musculares del piso pélvico, buscando la disminución de las tensiones, mejorar la elasticidad y flexibilidad de los mismos.

Pcte: De cubito supino
Fisioterapeuta: entrada Lateral

Técnicas de Manipulación:

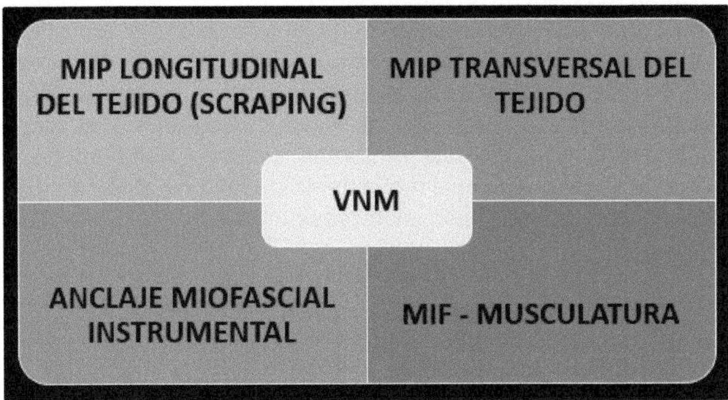

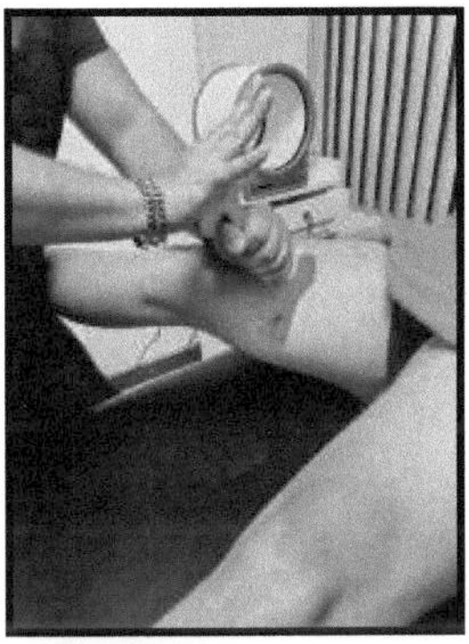

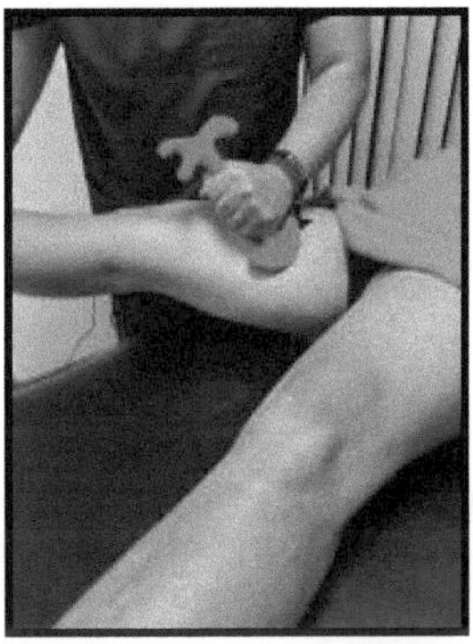

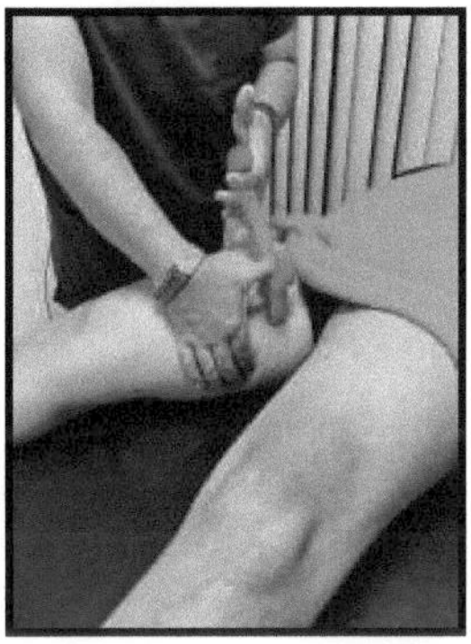

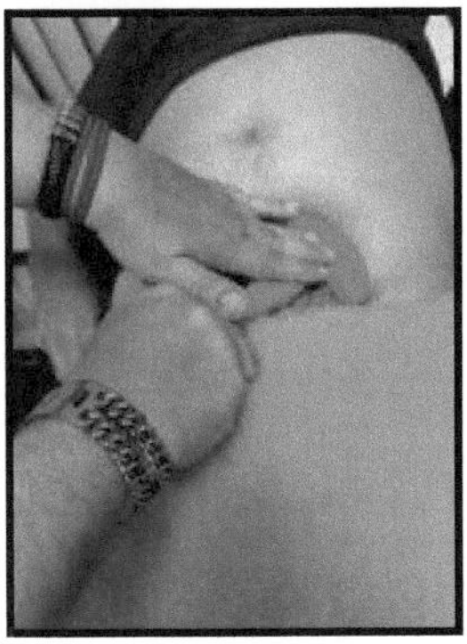

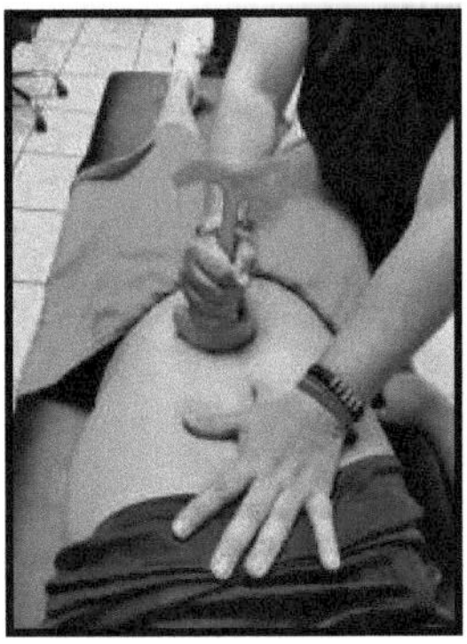

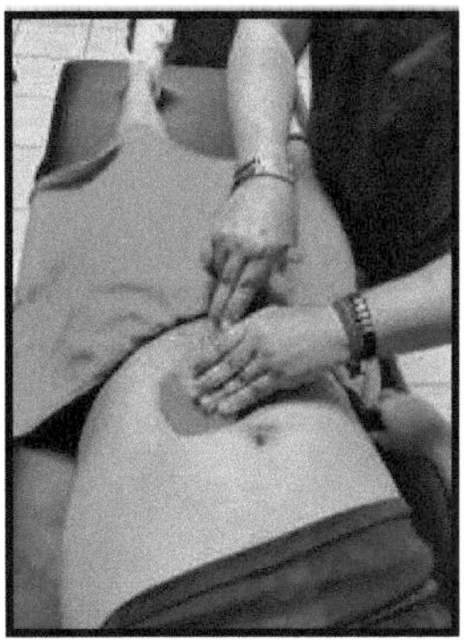

Desgarro muscular

El desgarro muscular es una lesión que ocurre cuando las fibras que componen el músculo se estiran más allá de su capacidad o se rompen debido a una contracción excesiva o un esfuerzo físico intenso. Esto puede suceder durante actividades deportivas, levantamiento de peso o movimientos bruscos. Los desgarros se clasifican en tres grados según su gravedad: el grado I es una distensión leve, el grado II implica una ruptura parcial de las fibras musculares, y el grado III es una ruptura completa del músculo. Los síntomas incluyen dolor agudo, hinchazón, debilidad muscular y limitación en el movimiento de la zona afectada. El tratamiento generalmente incluye reposo, hielo, compresión, elevación y, en casos severos, fisioterapia o cirugía.

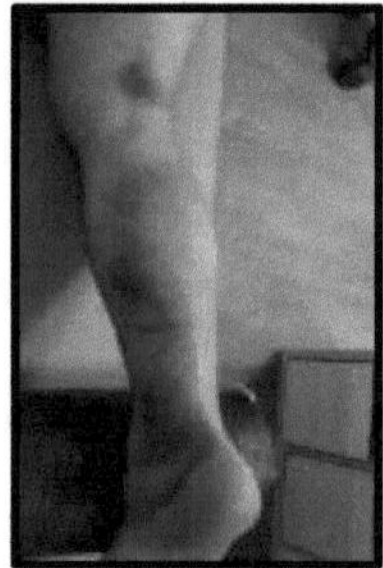

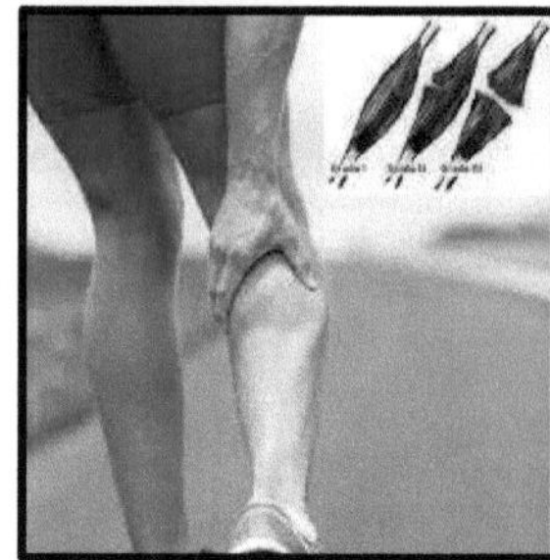

Clasificación de los desgarros musculares:

Grado I (leve):

Implica menos del 5% de las fibras musculares rotas, con una inflamación mínima. El dolor y la sensibilidad aumentan al día siguiente, pero no hay pérdida de fuerza ni movilidad. La recuperación suele durar entre 7 y 21 días.

Grado II (moderado):

Se trata de una rotura parcial, afectando aproximadamente el 50% de las fibras musculares. Hay un dolor significativo y una inflamación notable, con una reducción clara en la fuerza y funcionalidad. El tiempo de recuperación varía entre 2 y 3 meses.

Grado III (grave):

En este caso, ocurre una rotura completa del músculo, con inflamación y dolor severos, y pérdida total de la fuerza y función. La recuperación puede tardar alrededor de 6 meses o más, y a menudo requiere cirugía.

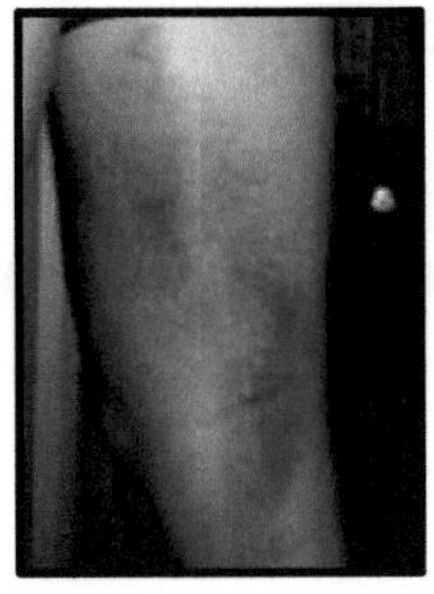

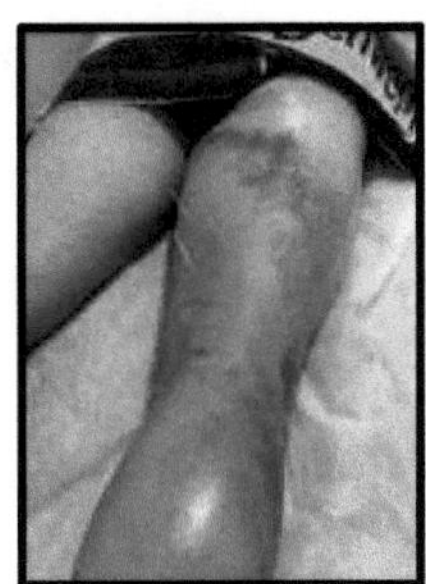

Fases de curación del desgarro muscular:

Fase 1: Degeneración e inflamación
Durante esta fase, se produce la ruptura y muerte de las fibras musculares, con una respuesta inflamatoria que incluye la formación de hematomas y coagulación sanguínea en el tejido afectado. Es importante evitar el reposo total y el uso de hielo en esta etapa.

Fase 2: Regeneración
En esta etapa, el tejido dañado comienza a ser limpiado por células especializadas, y las células satélites se activan y proliferan para iniciar la regeneración de las fibras musculares y la formación de tejido cicatricial. Aquí se puede comenzar a realizar ejercicios suaves y cargas moderadas para ayudar en el proceso de curación.

Fase 3: Remodelación
El tejido muscular se va madurando y reorganizando durante esta fase. Se forma tejido cicatricial y puede haber fibrosis. Se recomienda realizar ejercicios controlados para fortalecer el área afectada y asegurar una recuperación completa.

Tipos de manipulación para el desgarro muscular:

Drenaje o drenante (1 al 10 día):
Consiste en una manipulación longitudinal suave, ajustada para controlar la sensibilidad y el dolor.

Transversa profunda (desde el 10 día en adelante):
Se realiza una manipulación transversa que se profundiza gradualmente, enfocándose en romper selectivamente las irregularidades en las fibras musculares en proceso de formación de tejido cicatricial.

Objetivo: movilización del tejido blando circundante a la zona de lesión, estimulación el metabolismo regenerativo de los músculos
Pcte: De cubito supino y/o Prono

Fisioterapeuta: entrada dependerá del tejido en DESGARRO

Técnicas de Manipulación:

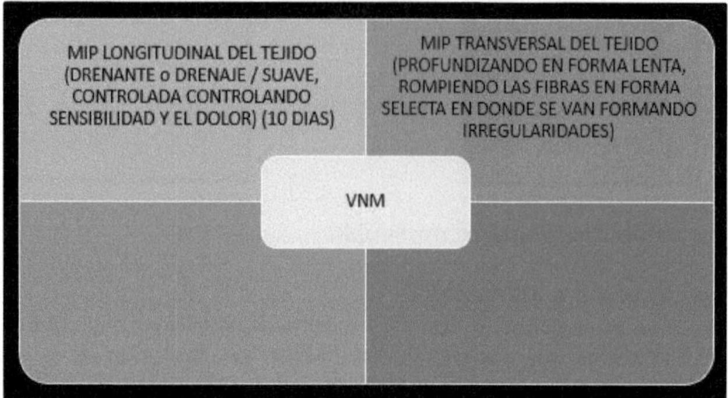

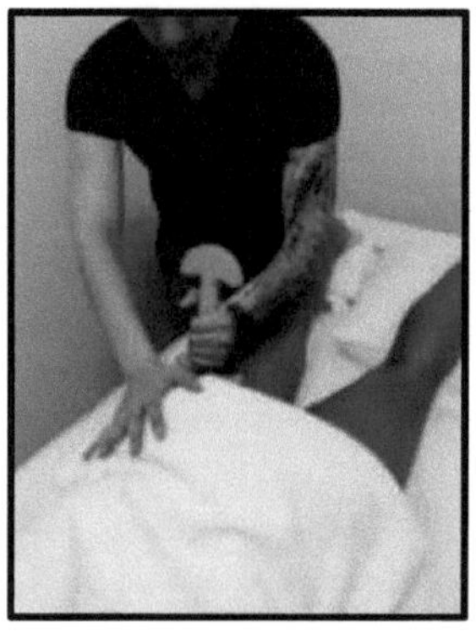

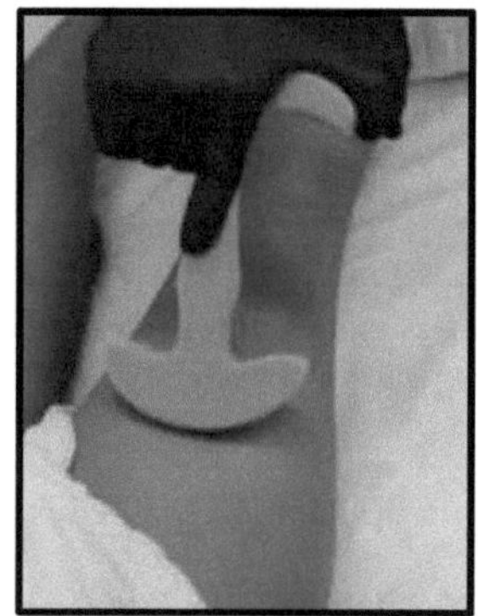

CAPÍTULO 9
¿QUÉ PERMITE HANS PRO?

Hands Pro representa un avance significativo en el campo de la terapia manual, ofreciendo una solución innovadora que combina funcionalidad y adaptabilidad. Esta herramienta está diseñada no solo para facilitar la aplicación de diversas técnicas terapéuticas, sino también para optimizar el confort y la eficacia del fisioterapeuta en cada sesión de tratamiento.

Adaptabilidad y Versatilidad en el Diseño

Una de las características más destacadas de Hands Pro es su diseño ergonómico que permite al fisioterapeuta adoptar una infinidad de posiciones durante la manipulación. El diseño inteligente de la herramienta asegura que el contacto entre los dedos del terapeuta y el paciente se mantenga constante. Esto resulta crucial para preservar la sensibilidad táctil y asegurar un contacto preciso durante el tratamiento. Cada centímetro de Hands Pro está meticulosamente diseñado para ofrecer una superficie funcional que facilita el movimiento en todas las direcciones, adaptándose a la complejidad de los tejidos tratados.

Funcionalidades Avanzadas

1. Gancho Multifuncional:

El gancho integrado en Hands Pro desempeña un papel clave en la separación y fijación de los planos musculares. Esta característica permite al fisioterapeuta posicionar los tejidos de manera precisa y eficiente, facilitando un abordaje más profundo y efectivo. Además, el gancho puede enrollarse alrededor de los músculos, permitiendo una separación múltiple de los planos musculares. Esta funcionalidad no solo optimiza el tratamiento, sino que también permite aplicar una fuerza significativa sin requerir un esfuerzo excesivo por parte del terapeuta.

2. Efecto Palanca y Puntos de Apoyo:

El diseño del mango de Hands Pro incorpora un efecto de palanca que amplifica la fuerza aplicada. Este mecanismo, junto con los múltiples puntos de apoyo, permite al fisioterapeuta ejercer una presión controlada y uniforme. La posibilidad de utilizar la herramienta con ambas manos ofrece un mayor control sobre la fuerza y la precisión del tratamiento. Esta característica es especialmente beneficiosa para técnicas que requieren una aplicación de fuerza constante y regulada, mejorando así la calidad del tratamiento y reduciendo la carga física sobre el terapeuta.

3. Multifuncionalidad y Aplicación de Técnicas:

Hands Pro destaca por su multifuncionalidad, permitiendo la aplicación de una amplia variedad de técnicas de terapia manual gracias a sus ventajas biomecánicas. La herramienta está diseñada para adaptarse a diferentes superficies y tipos de tejido, facilitando la implementación de diversas técnicas terapéuticas. Su capacidad para abordar múltiples áreas y técnicas la convierte en una herramienta indispensable en el arsenal del fisioterapeuta.

4. Multidireccionalidad:

Otra ventaja clave de Hands Pro es su capacidad para tratar superficies opuestas sin necesidad de cambiar la posición del fisioterapeuta o del paciente. Los ganchos permiten un tratamiento eficaz de las áreas difíciles de alcanzar, asegurando que el terapeuta pueda abordar diferentes ángulos y direcciones sin comprometer su propia postura o la comodidad del paciente.

En resumen, Hands Pro representa una herramienta revolucionaria en la terapia manual, combinando un diseño ergonómico con una funcionalidad avanzada. Su capacidad para adaptarse a diversas técnicas, junto con su versatilidad en el tratamiento de superficies y tejidos, la convierte en un recurso esencial para cualquier fisioterapeuta. La integración de características como el gancho multifuncional, el efecto de palanca y la Multidireccionalidad garantiza un tratamiento eficiente y cómodo tanto para el paciente como para el terapeuta. Hands Pro no solo mejora la eficacia del tratamiento, sino que también optimiza la experiencia terapéutica, ofreciendo un enfoque innovador y eficaz para el manejo de los tejidos blandos.

Abordaje conjunto entre el vendaje neuromuscular y la manipulación instrumental con HANDS PRO.

Kinesiotape

El vendaje neuromuscular, o kinesiotaping, es una técnica de vendaje realizada con una venda elástica, transpirable y ligera, hecha de hilo de algodón trenzado en forma de cinta, llamada tape kinesiológico. Este tipo de vendaje se utiliza en fisioterapia y rehabilitación para tratar diferentes tipos de dolencias y patologías.

El vendaje neuromuscular con tapes kinesiológico ayuda a la función muscular sin limitar los movimientos, manteniendo una adecuada circulación sanguínea y linfática. Cada vez es más utilizado por profesionales como fisioterapeutas, podólogos y médicos rehabilitadores.

Los tapes kinesiológicos ofrecen estabilidad muscular y articular, mejorando la contracción y la circulación en músculos debilitados, ya sea por lesión o infrautilización. El vendaje neuromuscular puede usarse en un amplio abanico de patologías, ya que aporta una gran cantidad de beneficios, como:

Alivio del dolor: al elevar la piel, el primer efecto es la reducción de la presión en los receptores sensoriales subcutáneos.

Movilidad: al ser un vendaje que no inmoviliza la zona afectada, permite una gran movilidad.

Disminución de inflamaciones y hematomas: el vendaje neuromuscular acelera el drenaje de la zona afectada, mejorando la circulación y favoreciendo la eliminación de líquidos.

Entrenamientos funcionales: en el caso de los deportistas, permite seguir realizando entrenamientos funcionales para una correcta recuperación, ya que no limita los movimientos.

Estimulación de los músculos: favorece la capacidad de contracción muscular, aliviando el dolor y disminuyendo la fatiga.

Reeducación postural: ayuda a corregir problemas derivados de malas posturas y, a la vez, hace que el paciente sea más consciente de su propio cuerpo, contribuyendo a mejorar la postura.

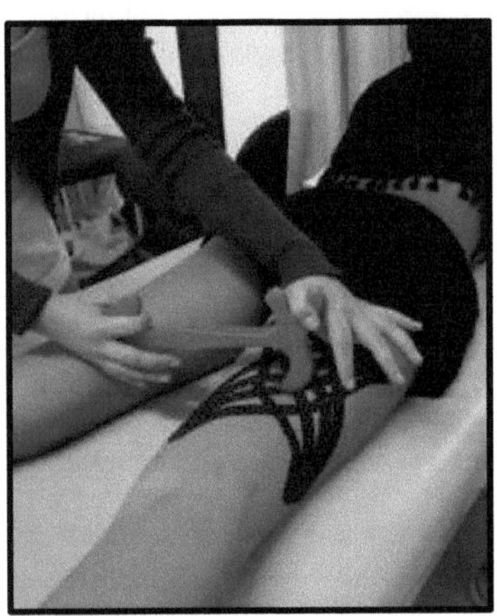

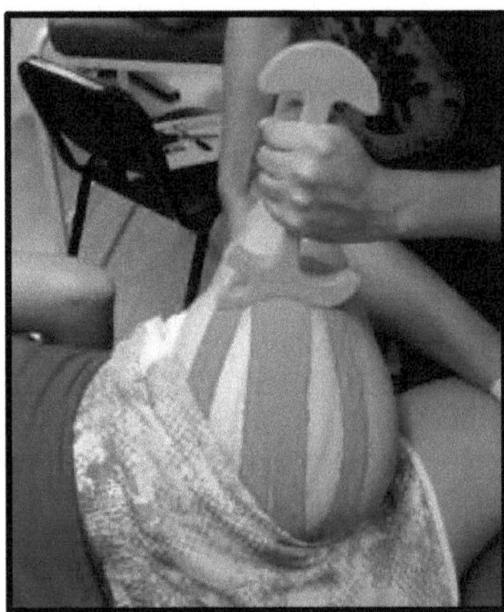

Todos estos beneficios del vendaje neuromuscular lo hacen útil en una gran cantidad de situaciones, como contracturas, puntos gatillo, artritis, artrosis, ciática, escoliosis, esguinces, síndrome del túnel carpiano, dolor en la planta del pie, entre otros.

Cuando tenemos una lesión muscular o en un ligamento, la zona necesita una mayor circulación para, en primer lugar, eliminar los tejidos dañados y, en segundo lugar, llevar los nutrientes que ayudarán a regenerarla. Por ello, la elevación de la piel que produce el vendaje neuromuscular mejora la circulación sanguínea en toda la zona tratada y fomenta el proceso de recuperación.

El vendaje neuromuscular también es muy útil para mejorar el rendimiento deportivo en determinados músculos o grupos musculares, ya que estimula su capacidad de contracción y reduce la fatiga. Esto contribuye a mejorar el rendimiento de dichos músculos.

El kinesiotaping también se puede utilizar como complemento de otros tipos de tratamientos de rehabilitación o estética. Por ejemplo, en las técnicas de drenaje linfático para eliminar la celulitis, si posteriormente se aplican tapes kinesiológicos en la zona, el drenaje será mayor durante los días siguientes.

En los procesos de rehabilitación de lesiones, permite que el paciente conserve movilidad y pueda completar entrenamientos funcionales, evitando que esté completamente inmovilizado durante todo el periodo de la lesión.

En conclusión, la experiencia del uso del kinesiotape junto con la manipulación instrumental presenta muchas similitudes en los beneficios que ambas herramientas fomentan o estimulan en el tejido blando, en referencia a sus acciones mecánicas y propioceptivas, tal como hemos detallado en los capítulos anteriores sobre sus ventajas y beneficios.

Por estos motivos, la utilización de las herramientas de Hands Pro en conjunto con el kinesiotape potencia y magnifica el efecto sobre los tejidos blandos. Además, podemos afirmar que el uso combinado no altera las funciones propias del vendaje, ni afecta el material o la estructura del vendaje, ya sea en las manipulaciones longitudinales o transversales. Esto nos lleva a avalar el uso de ambas herramientas fisioterapéuticas para potenciar el efecto mecánico deseado sobre los tejidos.

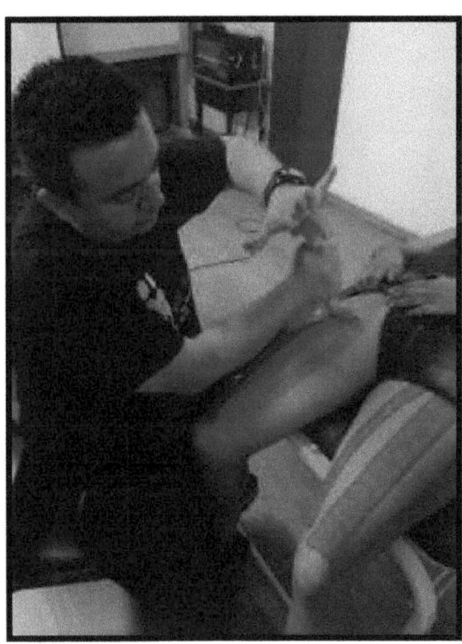

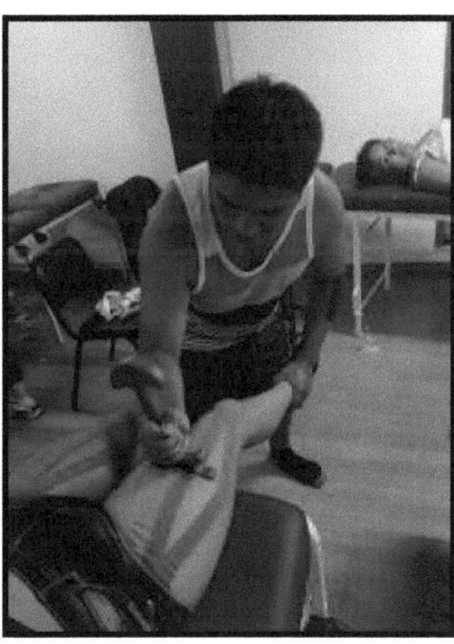

CAPÍTULO 10
HANDS PRO
ANATÓMICO, ERGONÓMICO Y CONFORTABLE

Hands Pro se erige como la herramienta de manipulación instrumental para fisioterapia más destacada y exclusiva a nivel global. Su singularidad no solo radica en su diseño innovador, sino también en el prestigio que ha alcanzado a través de una certificación internacional y numerosos reconocimientos y premios a nivel mundial. Este instrumento ha sido meticulosamente diseñado para ofrecer beneficios significativos tanto para los fisioterapeutas como para los pacientes, destacándose por tres características esenciales: anatómica, ergonómica y confortable.

Características Destacadas de Hands Pro

1. Anatómico 100%:

Hands Pro se distingue por su diseño completamente anatómico, desarrollado con una precisión excepcional para adaptarse a las complejidades de la estructura humana. Cada aspecto de la herramienta ha sido diseñado para replicar de manera fiel las curvas y formas de la mano y los dedos, asegurando una interacción natural y efectiva con los tejidos blandos del paciente. Este enfoque anatómico permite una manipulación más precisa y eficaz, alineando la herramienta con la morfología del cuerpo humano para lograr un tratamiento óptimo.

2. Ergonómico 100%:

El diseño ergonómico de Hands Pro está orientado a maximizar el confort y la eficiencia del fisioterapeuta durante el uso prolongado. Cada componente de la herramienta ha sido cuidadosamente elaborado para reducir la tensión y el esfuerzo en las manos y los brazos del profesional. Gracias a su estructura ergonómica, Hands Pro permite al fisioterapeuta trabajar durante más tiempo con menos fatiga, facilitando una postura natural y cómoda que optimiza el rendimiento y la precisión en el tratamiento.

3. Confortable 100%:

El confort es una prioridad clave en el diseño de Hands Pro. La herramienta ha sido concebida para proporcionar una experiencia agradable tanto para el fisioterapeuta como para el paciente. Su superficie suave y adaptable asegura un contacto delicado con la piel del paciente, minimizando cualquier posible incomodidad durante la manipulación. Además, el diseño cómodo permite al fisioterapeuta trabajar de manera más relajada y eficiente, lo que se traduce en una mayor calidad del tratamiento y una experiencia más placentera para el paciente.

Validación y Reconocimiento Internacional

La efectividad de Hands Pro no es solo una promesa, sino una realidad comprobada por un grupo de expertos en el campo de la fisioterapia. La herramienta ha sido sometida a rigurosos estudios y evaluaciones por parte de especialistas reconocidos, quienes han validado su eficacia en la práctica clínica. La certificación internacional y los premios obtenidos son testimonio de la alta calidad y el impacto positivo que Hands Pro ha tenido en la comunidad fisioterapéutica global.

Creación y Diseño Especializado

Hands Pro ha sido creado por un equipo de especialistas en fisioterapia para satisfacer las necesidades de otros profesionales en el campo. Este enfoque colaborativo y especializado ha permitido desarrollar una herramienta que no solo cumple con los estándares más altos de calidad y eficacia, sino que también está alineada con las exigencias y expectativas de los fisioterapeutas en su práctica diaria.

En resumen, Hands Pro se destaca como una herramienta revolucionaria en el ámbito de la fisioterapia, combinando un diseño anatómico, ergonómico y confortable con una validación y reconocimiento internacional inigualables. Su desarrollo, orientado a satisfacer las necesidades de los especialistas, garantiza una experiencia de uso excepcional tanto para el fisioterapeuta como para el paciente. Con Hands Pro, los profesionales tienen a su disposición una herramienta que representa la cúspide de la innovación y la efectividad en la manipulación instrumental, elevando los estándares de la práctica fisioterapéutica a un nivel superior.

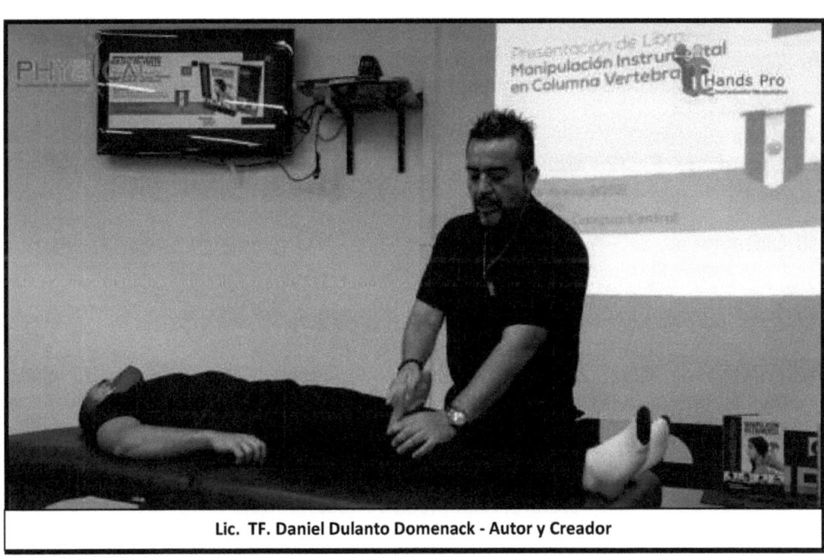

Lic. TF. Daniel Dulanto Domenack - Autor y Creador

BIBLIOGRAFÍA

1. Alvarado, R. (2004). *Trepanaciones precolombinas*. Revista Chilena de Neurocirugía.

2. Arcas, M. G. (2004). *Manual de fisioterapia. Generalidades*. Madrid, España: MAD.

3. Barra-López, M. E.-T.-R.-M.-G.-d.-C. (2015). Efectividad del masaje funcional en el síndrome de impingement subacromial. *Fisioterapia*, 75-82.

4. Barreno, P. G. (2009). *Mecanotransducción. Una aproximación tensegridal*. Monografías de la Real Academia Nacional de Farmacia.

5. Cantero, J. (2018). *Pensar como Sócrates: Herramientas para aprender a pensar*. Bubok.

6. Cantu, R. I. (2001). *Myofascial manipulation: theory and clinical application*. Aspen Pub.

7. Castañeda, P. E. (2002). El masaje deportivo en el taekwondo. *Revista Digital EFDeportes*, 8(46).

8. Chen, X. &. (2009). Role of matrix metalloproteinases in skeletal muscle: migration, differentiation, regeneration and fibrosis. *Cell Adhesion & Migration*, 337-341.

9. Cromie, J. E. (2000). Work-related musculoskeletal disorders in physical therapists: prevalence, severity, risks, and responses. *Physical Therapy*, 80(4).

10. Diacutanea, A. e. (n.d.). Obtenido de AEFD: https://www.fibrolisisdiacutanea.es/historia/

11. Foltz. (2013). Dorsalgia. *EMC-Tratado de Medicina*, 17(2), 1-5.

12. Fredericson, M. M. (2005). High hamstring tendinopathy in runners: meeting the challenges of diagnosis, treatment, and rehabilitation. *The Physician and Sportsmedicine*, 33(5), 32-43.

13. Galán-Rodas, E. L. (2012). Historia del tumi: símbolo de la medicina peruana y del Colegio Médico del Perú. *Acta Médica Peruana*, 29(1).

14. Gyer, G. M. (2018). Occupational hand injuries: a current review of the prevalence and proposed prevention strategies for physical therapists and similar healthcare professionals. *Journal of Integrative Medicine*, 16(2).

15. Hack, G. D. (2004). Chronic headache relief after section of suboccipital muscle dural connections: a case report. *Headache. The Journal of Head and Face Pain*, 44(1), 84-89.

16. Izquierdo, T. G. (2003). Las manos del fisioterapeuta como instrumento de conocimiento. *Fisioterapia*, 25(2), 96-102.

17. Izquierdo, T. G. (2007). *Bases teóricas y fundamentos de la fisioterapia*. Médica Panamericana.

18. Kahkeshani, K. &. (2011). Connection between the spinal dura mater and suboccipital musculature: evidence for the myodural bridge and a route for its dissection—a review. *Clinical Anatomy*, 25(4), 415–422.

19. Kim, J. S. (2017). Therapeutic effectiveness of instrument-assisted soft tissue mobilization for soft tissue injury: mechanisms and practical application. *Journal of Exercise Rehabilitation*, 12.

20. Kong, Y. K. (2005). Optimal cylindrical handle diameter for grip force tasks. *International Journal of Industrial Ergonomics*, 35(6).

21. Maheu, E. C. (2014). Conceptos e historia de la terapia manual ortopédica. *Mc-kinesiterapia-medicina física*, 35(3).

22. Ríos-Díaz, J. (n.d.). *Mecaniosensibilidad y mecanotransducción: Bases biológicas de la respuesta celular a los estímulos mecánicos.*

23. Rivett, S. J. (2000). Thumb pain in physiotherapists: potential risk factors and proposed prevention strategies. *Journal of Manual & Manipulative Therapy*, 10(4).

24. Romero, E. S. (n.d.). Obtenido de Universidad Europea: https://universidadeuropea.es/blog/historia-terapia-manual

25. Rosa, D. P. (2017). Effects of a stretching protocol for the pectoralis minor on muscle length, function, and scapular kinematics in individuals with and without shoulder pain. *Journal of Hand Therapy*, 30(1), 20-29.

26. Sahi, D. A. (n.d.). Obtenido de News Medical Life Sciences: https://www.news-medical.net/health/Physiotherapy-History-(Spanish).aspx

27. Snodgrass, S. J. (2002). Thumb pain in physiotherapists: potential risk factors and proposed prevention strategies. *Journal of Manual & Manipulative Therapy*, 10(4).

28. Snodgrass, S. J. (2003). Factors related to thumb pain in physiotherapists. *Australian Journal of Physiotherapy*, 49(4).

29. Stecco, L. &. (2011). *Manipulación fascial: parte práctica*. Amolca.

30. Torné, L. (enero de 2008). Tensegridad. *Revista de Posturologia y Podoposturología*, 1.

31. Tricás, J. M. (2001). *Cuadernillos Prácticos de fisioterapia, Masaje Funcional*. Fundación Empresa Universidad de Zaragoza (FEUZ), 3-28.

32. Vida, S. (2013). Obtenido de Masaje, alivio y bienestar: http://quiromasajeyterapiamanual.blogspot.com/2013/03/historia-delmasaje-con-piedras.html

33. Witham, C. (2015). *Gua Sha: Guía de autotratamiento completo*. Editorial Sirio.

34. Zainuddin, Z. N. (2005). Effects of massage on delayed-onset muscle soreness, swelling, and recovery of muscle function. *Journal of Athletic Training*, 40(3), 174.

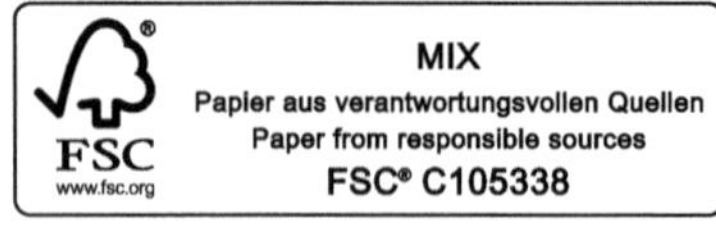

Printed by Books on Demand GmbH, Norderstedt / Germany